HISTOIRE

D'UNE MALADIE

PARTICULIÈRE AU

SYSTÊME LYMPHATIQUE.

HISTOIRE
D'UNE MALADIE

PARTICULIÈRE AU

SYSTÊME LYMPHATIQUE,

FRÉQUENTE, QUOIQUE MÉCONNUE JUSQU'A CE JOUR,

Avec quatre planches en taille douce représentant ses diverses formes;

PAR M. ALARD,

Docteur en Médecine de l'école de Paris; médecin adjoint du 4ᵉ. dispensaire, et membre de la Société médicale d'Emulation de la même ville.

Non semel in terris visam, sed sæpé fuisse
Ducendum est, quamquam nobis nec nomine nota
Hactenus illa fuit : quoniam longæva vetustas
Cuncta situ involvens, et res, et nomina delet.
(FRACAST. in Syphil. lib. i.)

A PARIS,

Chez { BROSSON, GABON et Cᵉ., libraires, place de l'Ecole de Médecine;
Mad. STOUPE, vᵉ. RICHARD, rue Haute-Feuille, n°. 9.

1806.

A mon Père

et mon meilleur Ami.

ALARD.

PRÉFACE.

Faire connaître une maladie par un certain nombre d'histoires particulières ; désigner les médecins qui les premiers en ont fait mention ; la suivre dans les divers pays où elle est endémique ; prouver qu'elle est fréquente et même quelquefois épidémique en Europe ; déduire des signes particuliers qu'elle présente sous chaque latitude, des caractères généraux qui puissent la faire distinguer dans tous les climats ; spécifier celui des systêmes de l'économie qui en est le siége constant ; établir entre elle et quelques autres

affections un parallèle intéressant, digne des plus profondes
méditations, et dont le résultat
mènera peut-être un jour à des
vérités de la plus haute importance; déterminer ses causes; donner, enfin, les préceptes de traitement qui doivent désormais
prévenir son incurabilité ordinaire : tels sont le but et le plan
de cet ouvrage.

Cette maladie n'a été bien observée que dans le siècle dernier.
Long-tems avant, Rhazès l'avait
vue en Asie et en Afrique; mais
sa description trop concise a été
défigurée par les interprètes, et
avait été comme ensevelie dans
l'immense quantité de commen-
taires écrits sur les livres des Ara-

bes, lorsque les médecins de l'Europe en faisaient leur unique étude. Ce sont les docteurs Town, Hillary, et postérieurement Hendy, qui les premiers ont appris à la distinguer. Les deux derniers sur-tout en ont fait une bonne description, la seule même qui soit capable d'en donner une idée juste. On n'avait jamais fait mention jusqu'alors d'une maladie attaquant spécialement le systême lymphatique, sujète à des retours irréguliers et plus ou moins fréquens; présentant dans son invasion et dans ses accès, l'apparence d'une inflammation érysipélateuse, accompagnée d'une fièvre dont le type est intermittent; laissant après chacun de ses accès, un engorgement qui, sans être douloureux et sans gêner les mouvemens des articulations qu'il enveloppe, prend au bout de quelques années un volume énorme, une dureté remarquable, et des formes bizarrement variées. Il était réservé aux médecins que nous venons de citer, de fixer l'attention sur cet ensemble de symptômes qu'on avait entièrement méconnus, quoique cette maladie ait sans doute régné de tous les tems, soit sporadiquement, soit épidémiquement ou d'une manière endémique.

Il est probable que la diversité de ses symptômes, l'intermittence de ses accès et la longueur de sa durée, l'ont dérobée pendant

long-tems à l'attention des médecins. Si quelquefois elle s'of-
frait à leur observation, c'était
avec des caractères équivoques
qui parvenaient à leur en imposer, et son intermittence venant
mettre fin au désordre momen-
tané dont ils étaient les témoins,
ils regardaient comme une gué-
rison complète ce repos trom-
peur qui laissait prendre au mal
de nouvelles forces. Comme elle
présente, d'ailleurs, des signes
très-différens, suivant qu'elle est
située à la face, au sein, aux
bras, aux membres abdominaux
etc., elle a tour-à-tour porté le
nom *d'érysipèle rare de la face,*
de *squirre des mamelles*, *d'hy-*
dropisie enkystée, d'hydrocèle, de

hernie charnue, *d'œdème dur*, *d'éléphantiasis*, etc. Peut-être, aussi, ces dénominations arbitraires lui ont-elles été données, soit à cause de son ancienneté plus ou moins grande, soit à cause de l'influence du climat sous lequel vivait l'individu qui en était affecté. Il est du moins certain que pour celui qui n'a pas saisi l'ensemble de ses symptômes, elle est bien différente, dans son commencement, de ce qu'elle doit être après une longue durée, et que la température chaude ou froide, sèche ou humide, pourvu qu'elle règne habituellement dans l'atmosphère, peut faire singulièrement varier les altérations que présente la peau des membres où elle s'est fixée.

Que si le lecteur est étonné de ne pas voir à la tête de cet ouvrage le nom *d'éléphantiasis* donné par Rhazès à l'affection qui va nous occuper, ou celui de *maladie glandulaire* de *Barbade* qu'elle a reçu du docteur Hendy, ou enfin une nouvelle dénomination plus convenable, qu'il veuille bien peser les raisons qui ont motivé cette omission volontaire. Selon toute apparence, on a déjà saisi la difficulté qui nous empêche d'employer le premier terme, puisque dès long - tems consacré par les Grecs à désigner une maladie bien différente de la

nôtre, on ne peut en faire usage
sans s'exposer à jeter de la confusion dans l'étude de ces dernières,
et sans faire prendre de l'une ou
de l'autre des idées erronées.
C'est ainsi que les modernes les
ont confondues, quoique elles
n'aient de semblable que le nom.

D'un autre côté, on n'a besoin
que d'articuler le titre de *maladie glandulaire de Barbade*,
pour sentir combien il est incon-
venant; car, outre que l'affection
qu'on a voulu lui faire désigner
se porte bien plus spécialement
sur les vaisseaux que sur les glandes lymphatiques, comme on le
prouvera ci-après, ne convien-
drait-il pas de le donner de préférence aux engorgemens scro-

phuleux, si l'on en jugeait par les idées d'exactitude qui doivent diriger en pareille occasion? Il est impossible d'ajouter avec le docteur Hendy comme un caractère tranchant, et qui doit distinguer sûrement cette *maladie glandulaire*, qu'elle est *de Barbade*, puisque nous verrons qu'elle n'est étrangère à aucune partie du monde.

Il s'agissait donc de choisir un nom préférable aux précédens. Mais sur quelle particularité fonder la justesse de son application? Quels sont, dans cette maladie, les phénomènes qui peuvent la faire distinguer des autres maladies lymphatiques? L'inflammation qui l'accompagne peut-elle lui servir

de caractère ? Ne devons-nous
pas présumer, d'après ce premier
exemple, que cette inflammation
n'est pas la seule qui arrive dans
ce systême ; et alors comment tirer de cet état inflammatoire un
signe particulier, et caractéris-
tique ? Ici l'horizon paraît s'a-
grandir, et nous sommes forcés
d'avouer que nous ne possédons
pas encore d'idée bien précise sur
l'étendue que peut avoir la classe
des maladies du systême lymphatique ; que sans doute elle ne doit
pas rester circonscrite dans les
bornes où l'ont resserrée les no-
sologistes ; et qu'il faut chercher
à envisager les objets de plus près,
et par l'exacte observation de chaque fait isolé, nous rendre capa-

bles d'embrasser l'ensemble que forme leur réunion, avant de leur assigner aux uns et aux autres la place et les noms qui leur conviennent. Peut-être sommes-nous près de voir un nouveau jour se répandre sur l'histoire et les causes des maladies; peut-être pourrons-nous bientôt dire avec le père de la médecine : *Morborum omnium unus et idem modus est : locus verò ipse eorum differentiam facit.*

INTRODUCTION.

§ 1er.

Le nombre et l'importance des travaux entrepris dans le dernier siècle, sur le systême lymphatique, doivent faire espérer que la médecine pourra tirer un jour le plus grand parti de la connaissance approfondie de ce systême. Déjà l'on a fait au lit du malade des applications utiles de ce qu'on a pu savoir sur cette partie de l'anatomie, et si le praticien se trouve encore arrêté dans une infinité de circonstances, c'est que, malgré les ouvrages des célèbres anatomistes Hewson, Hunter, Kruikshank, Monro, Mascagni, etc., on s'apperçoit presque à chaque pas qu'il reste encore beaucoup à apprendre sur un sujet aussi neuf et aussi intéressant.

§ II.

Que présente, en effet, la science concernant le système lymphatique ? La découverte de vaisseaux d'une nature particulière et restés long-tems inconnus : peu de données sur les humeurs qu'ils font circuler, quelques idées sur les maladies qui leur sont propres ; mais pour si peu de lumière, que d'obscurité ! L'extrême ténuité de ces vaisseaux, la transparence de leurs tuniques, les dérobent aux recherches des anatomistes, et l'on ignore leur manière d'être à leur origine, leur marche et peut-être même leur terminaison : la diversité des fluides qu'ils renferment, jette beaucoup de confusion dans l'opinion que les physiologistes se forment de leur nature, et l'histoire de leurs maladies est encore dans un tel état d'enfance, que les nombreuses anomalies qu'elles présentent et la résistance opiniâtre qu'offrent la plupart aux remèdes les mieux administrés, font chaque jour le désespoir du médecin observateur et clinique.

§ III.

Ce n'est pas que l'anatomie et la physiologie ne se soient beaucoup occupées des moyens de jeter quelque jour sur un sujet qui paraît si souvent éluder leurs recherches, et qu'aidées d'une bonne méthode, elles n'aient pris pour y réussir la voie expérimentale dont les modernes ont obtenu de si heureux résultats; mais que peuvent ces deux sciences sans la médecine pratique ? Que peut la froide observation des cadavres ou la tumultueuse expérience tirée d'un animal périssant dans les tortures, si l'histoire des maladies ne vient rectifier et réduire à leur juste valeur les idées, quelquefois erronées, que nous suggèrent ces deux moyens trop souvent infidèles de connaître l'économie animale ?

§ I V.

C'est par l'appui que ces trois sciences peuvent se prêter , qu'elles deviennent un faisceau de lumière dont s'arme le médecin pour étudier et surprendre les secrets de la nature; c'est par leur moyen que les maladies lymphatiques , cutanées, et, celles qui leur sont analogues, seront éclairées d'un jour plus favorable, qui, dissipant l'obscurité dont elles sont enveloppées , fera naître l'espoir de les traiter plus efficacement lorsqu'elles seront mieux connues.

L'anatomiste et le médecin doivent donc s'empresser de recueillir et de rapprocher des faits nombreux, qui serviront un jour de matériaux à l'homme de génie qui saura les coordonner , et en élever un édifice utile et durable.

§ V.

Des vaisseaux lymphatiques ou absorbans.

Aselli démontra le premier sur les intestins de quelques quadrupèdes, des vaisseaux remplis d'une substance blanche, semblable au chyle : il les nomma *veines lactées*. Ce nom leur fut conservé aussi long-tems qu'on les crut bornés au mésentère et aux voies digestives; mais bientôt on en découvrit de semblables dans les autres parties du corps, contenant à la vérité, au lieu de ce fluide blanc et laiteux que renferment les *lactés*, une liqueur aqueuse et limpide. On regarda ces derniers comme d'une nature différente, et ils reçurent le nom de *lymphatiques*. Cette opinion prévalut pendant une longue suite d'années; enfin, les docteurs Hunter et Monro établirent l'identité des lymphatiques et des lactés, prouvèrent que ces vaisseaux prenaient leur origine aux différentes surfaces du corps, et que leur principal usage était l'absorption. Mascagni répéta les expériences des anatomistes anglais, et confirma leur opinion sur la nature et les usages des *absorbans*. Son excellent ouvrage, et les planches très-bien exécutées qui l'accompagnent, nous font connaître la marche et la disposition des principaux troncs de ce système ; mais les innombrables ramifications qui forment son origine, trop déliées pour être sensibles à nos yeux, ont besoin, pour être admises, que l'imagination se prête à les concevoir.

§ VI.

Toutes les surfaces sont imperceptiblement criblées par des milliers de *suçoirs* qui pompent les humeurs, qui les lubrifient ou qui sont épanchées dans

les cavités (1) : la peau, et les membranes muqueuses fournissent passage à
une infinité d'absorbans qui puisent dans
l'atmosphère des principes de vie qui
maintiennent la santé, et quelquefois
des germes de contagion qui entraînent
d'affreuses maladies et trop souvent la
mort.

§ VII.

Les premiers ramuscules du système
lymphatique forment par leurs nombreuses anastomoses, leur entrecroisement, leur accumulation, la base de la
structure des membranes séreuses; peut-
être même servent-ils de cannevas à tous
nos organes : il est du moins certain
que, soit dans les muscles, soit dans les
os, soit dans le parenchyme des viscères,
soit enfin dans toute l'économie, la nutrition ne s'opère que par l'action alter-

---

(1) Bichat, Anatomie générale.

native et invariable de l'exhalation et de l'absorption.

§ VIII.

Puisque l'origine des lymphatiques est hors de la portée de nos sens, il est impossible de déterminer la manière dont ils naissent, et quelle est leur structure avant de nous être sensibles. Sans doute, ils doivent différer essentiellement suivant qu'ils partent des surfaces muqueuse, cutanée, séreuse, synoviale, cellulaire et médullaire, puisque les fluides que ces différentes surfaces envoient à la circulation sont eux-mêmes si variés : sans doute aussi les absorbans nutritifs ont une nature particulière ; mais rien ne peut la démontrer par l'inspection. Bornons-nous ici à faire remarquer à combien de phénomènes singuliers doivent donner lieu les altérations d'un système composé de tant de parties en apparence hétérogènes.

§ IX.

Aussitôt que nos yeux et nos instrumens peuvent les atteindre, nous voyons
ces vaisseaux se distribuer dans nos parties sur deux plans différens, l'un superficiel et l'autre profond. Distingués par
la position, ne pourraient-ils pas l'être
aussi par quelques-unes de leurs qualités ? Ce mémoire contiendra des faits
propres à faire pencher vers l'affirmative; mais c'est à une longue suite d'observations sur les maladies lymphatiques
et à de nouvelles découvertes anatomiques, qu'il appartient de décider cette
question.

§ X.

Dans les membres, l'un et l'autre plan
se dirige vers la partie supérieure. Leurs
vaisseaux rassemblés en plus grand nombre sur la partie interne, se rapprochent

les uns des autres pour se réunir en faisceaux vers le creux de l'aisselle, dans les
bras, et vers l'aine et l'échancrure sciatique, dans les membres inférieurs; et
après avoir traversé les glandes qui sont
très-multipliées dans ces parties, ils entrent dans le tronc par les ouvertures
qui s'y rencontrent.

§ XI.

Au reste, ce serait en vain qu'on ten-
terait de décrire la marche et la disposition des lymphatiques dans chacune
de nos parties : leur innombrable quantité, leur ténuité, l'irrégularité de leur
calibre, de leur direction, de leurs anastomoses, rendent illusoire l'espérance
de les connaître et de les décrire aussi
exactement qu'on a pu le faire pour les
artères et les veines. Il n'est besoin que
de recourir à l'ouvrage du célèbre professeur de Florence, pour se former une
idée de leur multiplicité infinie. Les

belles injections de cet habile anatomiste frappent d'admiration, sur-tout lors-qu'on vient à penser que l'art, malgré les progrès qu'il a faits en des mains si bien exercées, est encore immensément loin de la nature. Plusieurs de nos organes sont entièrement formés par ces vaisseaux, plusieurs autres en contiennent beaucoup, et ceux qui paraissent en être moins pourvus, doivent sans doute ce dénuement apparent à leur organisation, qui ne permet pas à nos instrumens d'atteindre ces vaisseaux dans leur substance. Le foie et les poumons, dont le parenchyme se prête mieux que celui des autres viscères à l'ampliation des lymphatiques (1), en laissent voir un si grand nombre, au moyen des injections de mercure, que le réseau qu'ils forment ne paraît qu'une couche continue et comme argentée. La pulpe du

____

(1) *Voyez* Mascagni et Kruikshank.

cerveau, trop molle pour n'être pas formée de vaisseaux extrêmement délicats,
s'est presque toujours refusée aux tentatives des anatomistes qui ont voulu
lui trouver des absorbans. Ces difficultés
avaient paru tellement insurmontables,
qu'elles avaient engagé plusieurs d'en-
tr'eux à nier leur existence dans cet organe. Cependant Mascagni a poussé ses
injections jusques dans la masse céré-
brale, et l'histoire des maladies démontre d'ailleurs, mieux que les expériences
les plus adroites, que l'absorption s'o-
père dans cette partie aussi bien que
dans toutes les autres, et que dans les
os eux-mêmes, malgré leur compacité.
Peut-être est-ce ici le lieu de faire remarquer que le diaphragme se trouve
entre deux couches de ces vaisseaux,
recevant l'une de l'autre des ramuscules
qui les traversent. Chacun de ces plans
envoie des absorbans, soit au péricarde,
soit au cœur, soit aux poumons, ou bien
en reçoit de l'estomac, du foie et des

autres viscères de l'abdomen. Cette disposition doit établir une singulière correspondance entre chacune de ces parties et le diaphragme, et pourrait un jour servir à rendre raison d'une foule de sympathies dont le ressort nous est inconnu jusqu'ici.

§ XII.

Dans leur trajet, les vaisseaux lymphatiques traversent une ou plusieurs glandes avant d'arriver à leur destination, soit au jarret et au pli du bras, soit et plus particulièrement à l'aisselle et à l'aine. Ceux des membres et du plan superficiel du tronc parcourent de longs espaces sans en rencontrer; mais les profonds et ceux qui sortent des viscères en rencontrent une grande quantité, et pénètrent toutes celles qu'ils trouvent à leur passage.

§ XIII.

Bien différens des vaisseaux sanguins, les lymphatiques parcourent de longs trajets en conservant le même diamètre. Aussi la lymphe ne circule jamais comme le sang , en colonnes considérables , mais en filets très-tenus et sur-tout très-multipliés, le nombre des vaisseaux devant dans ce cas suppléer au volume. Cette disposition empêche ce systême de présenter la forme d'un arbre comme l'artériel et le veineux; ses vaisseaux sont ordinairement droits, ou bien serpentent en longs détours sur les membres.

§ XIV.

Lorsque les absorbans sont distendus, ou par l'humeur qu'ils font circuler, ou par une injection, ils paraissent noueux et n'ont pas exactement la forme cylindrique. Leur capacité est singulièrement variable ; elle dépend absolument, après la mort, de l'état où ils se trouvaient dans la dernière maladie ; et pendant la vie, elle peut varier suivant qu'on est bien portant ou malade, et qu'on se trouve exposé à une foule de circonstances qu'il est impossible de déterminer. Ces irrégularités ne sont pas toujours générales : ici, c'est tantôt une seule, tantôt plusieurs branches qui s'élargissent ; quelquefois, la dilatation a lieu sur tous les lymphatiques d'une partie, et très-souvent il y a des disproportions singulières dans le même vaisseau. Le canal thorachique n'a pas lui-même de forme plus constante ; au reste, quelle que soit la capacité des vaisseaux de ce systême, les fluides qu'on y pousse contribuent toujours à l'augmenter.

§ x v.

Si l'on compare la somme des veines à celle des absorbans, on trouve d'un

côté le volume, et de l'autre le nombre,
d'où l'on peut conclure, sans trop s'é-
loigner de la vérité, que l'une ne l'emporte pas sur l'autre, ou que la différence est au moins très-petite. Cependant, quelle énorme disproportion entre les troncs qui terminent les veines,
et ceux qui paraissent être les aboutis-
sans du systême absorbant !

§ XVI.

Les anastomoses sont très-nombreuses
dans le systême lymphatique. Elles y facilitent le cours des fluides, en divisent
les colonnes par petites fractions, et
rendent ainsi le jeu des absorbans plus
actif et plus puissant. Cette disposition
se retrouve, quoique moins prononcée,
dans le systême veineux ; mais il existe
néanmoins des différences essentielles
entre la circulation de ces deux systêmes.
Dans le premier, les fluides ne forment

pas, comme dans le second et l'artériel,
une colonne continue; depuis l'origine
des vaisseaux qui le composent, jusqu'à
leur terminaison, il paraît, au contraire,
qu'une certaine partie de ce système
reste continuellement dans un état de vacuité, propre à favoriser les mouvemens
rapides des humeurs qui ne pourraient
s'exécuter avec la même prestesse, si la
circulation lymphatique était semblable
à la sanguine.

§ XVII.

On pense communément que tous
les absorbans connus vont se rendre à
deux troncs principaux : l'un, qui est
le canal thorachique, reçoit tous ceux
des membres inférieurs, de l'abdomen,
et ceux du côté gauche des parties supérieures ; l'autre est formé par la réunion des absorbans, du côté droit des
parties supérieures, tant de la tête que
des membres et de la poitrine. Ils vont

tous les deux se jeter dans les veines sous-clavières ; le premier et le plus volumineux à la gauche, le second et le moindre à la droite.

§ XVIII.

Pour peu qu'on réfléchisse à la quantité des absorbans répandus avec tant de profusion dans toute l'économie animale, on sera d'abord frappé de l'énorme disproportion de ces deux troncs, qui sont toutefois les seules terminaisons connues de ce systême. Comment concevoir, en effet, que toute la sérosité venant des surfaces séreuses et du tissu cellulaire, que tout le résidu de la nutrition, que la graisse, le suc médullaire, la synovie, que toutes les boissons, que tout le produit des alimens solides qui entrent sans cesse dans le torrent circulatoire, aient à passer, pour y pénétrer, à travers deux vaisseaux si petits !

§ XIX.

Cette observation , qui n'a pu échapper aux physiologistes , offre une très-grande difficulté à résoudre : en effet , s'il y a disproportion entre la capacité des vaisseaux sanguins et la somme du liquide qui doit les traverser , la vitesse augmente lorsque le calibre diminue , comme on peut s'en assurer par l'exemple de l'artère pulmonaire ; au lieu que dans le canal thorachique il est aisé de voir que la circulation est à-peu-près de la même lenteur que dans les veines ; et qu'on ne dise pas que, pendant la vie, ce vaisseau est plus dilaté que nous ne le voyons après la mort , car l'observation prouve précisément le contraire. D'ailleurs, supposons que la structure du canal thorachique soit telle qu'il puisse donner passage à une très-grande quantité de fluides , la veine qui le reçoit ne devrait-elle pas , au moins , être proportionnellement dilatée entre lui et le cœur? Elle n'éprouve néanmoins aucune augmentation de volume.

§ X X.

Comme la raison se refuse à admettre le passage de toutes les humeurs du corps à travers le canal thorachique, plusieurs anatomistes distingués ont donné aux veines la propriété d'absorber. Un grand nombre d'expérience a été tenté pour et contre cette opinion. De chaque côté, des résultats séduisans, appuyés de l'autorité de quelques grands noms, subjuguent tour-à-tour l'esprit, et finissent par le rendre à sa première incertitude.

§ X X I.

Ce qui précède tend à faire voir de quelle obscurité se trouve environnée la terminaison des absorbans, et qu'il importe de suspendre notre jugement sur la manière dont finissent la plupart d'entre eux. La question doit rester indécise, jusqu'au moment où de nouvelles expériences viendront nous donner de nouvelles lumières ; car il est impossible de bien concevoir la circulation lymphatique, par le seul appareil que nous présentent les injections, sur-tout si l'on se laisse conduire par l'analogie de la circulation veineuse.

§ XXII.

Des humeurs contenues dans les lymphatiques.

S'il y a de l'obscurité dans l'origine et la terminaison des absorbans, la nature des humeurs qu'ils font circuler est bien loin d'être mieux connue. Toutes les fois qu'on recueille le fluide contenu dans les lymphatiques, on le trouve à-peu-près analogue à celui des surfaces séreuses ; quelle que soit la partie du corps qui le fournisse, par-tout il paraît de la même nature. Dans quelque circonstance de la vie qu'on prenne l'animal sur lequel on expérimente, qu'il soit jeune ou vieux, malade ou en santé, avant ou après le repas, jamais ce fluide ne varie : il est toujours transparent, d'un blanc jaunâtre, plus ou moins coagulable à une douce chaleur, un peu visqueux, et sans goût bien marqué. Cependant, à voir l'assemblage d'élémens si différens qui partent des surfaces muqueuse, cutanée, graisseuse, ect., comment s'attendre à trouver un fluide identique résulter de tant de principes hétérogènes ? Quel est le point où ces humeurs se réunissent, se confondent, s'assimilent entièrement? Pourquoi ne découvre-t-on pas des traces de leur mélange ? Si les glandes sont chargées du travail de cette assimilation, pourquoi le fluide est-il le même en y entrant qu'en en sortant, au moins si on en juge par ses qualités sensibles ?

§ XXIII.

Au reste, s'il est vrai qu'un ordre de lymphatiques renferme constamment une humeur de même nature, on ne peut aussi mettre en doute que tous les fluides de l'économie, et les solides eux-mêmes, ne soient absorbés et mis en mouvement par les vaisseaux de ce système. C'est un phénomène qui se renouvelle à chaque instant de la vie, et préside à la réparation de nos parties. Ces matières, quoique étrangères les unes aux autres, séjournent dans l'intérieur des absorbans ou les traversent, tantôt sans se mélanger, tantôt en se confondant, suivant l'état de la santé et suivant les circonstances particulières qui les font mouvoir. Il est donc vrai de dire que le système lymphatique, au lieu d'être, comme le sanguin, toujours en contact avec le même fluide, est organisé de manière à les recevoir tous. La physiologie s'occupe

de savoir si chacun d'eux traverse le canal thorachique en des tems différens?
Aucun fait ne le prouve jusqu'ici. On
n'a jamais rencontré dans ce canal que
le chyle et la lymphe ; et c'est bien moins
une preuve contre l'absorption des autres fluides, qu'un argument contre l'o-
pinion qui donne au système lymphatique un débouché aussi disproportionné.

§ XXIV.

Des glandes lymphatiques.

Les glandes lymphatiques semblent
être une ligne de démarcation, posée par
la nature entre la circulation du sang
et celle de la lymphe. Leur présence indique une différence essentielle dans les
mouvemens de ces fluides : véritables
ganglions lymphatiques , elles établis-
sent une sorte d'analogie entre leur systême et celui des nerfs. Si nous considé-
rons leur nature, nous voyons que leur

structure intime, leur substance propre, est une pulpe molle, semblable à celle des ganglions, et dont on n'a pas encore pu saisir l'organisation (1). Disséminés dans toutes nos parties, ces corps singuliers sont, comme les ganglions, très-rares dans les membres, et très-multipliés au contraire dans le tronc et aux environs des viscères : ils appartiennent, de même encore que les ganglions, à un système de vaisseaux dont les fluides se meuvent avec une étonnante rapidité. N'est-ce pas le système absorbant qui est le siége de ces mutations subites des maladies, de ces métastases soudaines, de ces transports inattendus d'une matière irritante qui passe avec la rapidité de l'éclair, d'un lieu dans un autre ? N'est-ce pas lui qui fait tomber les boissons dans la vessie, presqu'aussitôt qu'elles sont arrivées dans l'estomac ? N'est-

____

(1) *Voyez* Bichat, Anatomie générale.

ce pas par son moyen que les odeurs répandues dans l'atmosphère, ont une si grande et si prochaine influence sur nos humeurs excrémentitielles? N'est-ce pas enfin dans ce système que se font remarquer les mouvemens les plus prompts et les plus inappréciables , après toutefois ceux du fluide nerveux , comme le conçoivent les physiologistes? Pourquoi donc les renflemens du système lymphatique , assez semblables aux renflemens du système nerveux pour la structure, la position et quelques autres circonstances, n'indiqueraient-ils pas une certaine analogie dans le mode d'action de ces deux ordres de vaisseaux ?

§ XXV.

Le volume de ces glandes est variable , depuis un dixième de ligne de diamètre, jusqu'à la grosseur d'une noisette , et même davantage. Souvent il est si petit, qu'on ne peut les appercevoir, si les maladies ne les ont pas rendues apparentes. Elles sont très-développées et rougeâtres chez les enfans; diminuent et deviennent grisâtres chez les adultes ; et disparaissent presqu'entièrement chez les vieillards, en prenant cette couleur jaune, cet affaissement, cette flaccidité qui caractérisent alors tous les organes. Entourées d'un tissu cellulaire lâche, extensible, très-abondant , qui leur permet de se mouvoir, elles peuvent être facilement déplacées par le doigt qui les pousse.

§ XXVI.

On trouve dans leur intérieur, des cellules d'espace en espace, très-sensibles dans l'enfance, et qui disparaissent dans un âge avancé. Chaque glande peut être considérée comme le centre de deux petits systêmes capillaires opposés, et qui s'anastomosent ensemble. Ces rameaux très-flexueux, repliés sur eux-mêmes de diverses manières, occupent une grande partie du tissu propre de ces organes, ce qui a donné lieu de croire qu'ils n'étaient autre chose que l'entrecroisement de ces petits vaisseaux; mais cette opinion ne pose sur aucun fondement solide, puisque ce tissu n'est pas encore bien connu des anatomistes.

§ XXVII.

Vitalité des vaisseaux lymphatiques.

L'extensibilité et la contractilité de tissu existent dans le systême lymphatique. Cette dernière propriété y est sur-tout très-manifeste. On voit, pendant l'absorption du chyle, ces vaisseaux se gonfler, et revenir sur eux-mêmes pour disparaître entièrement, dès qu'elle est finie.

§ XXVIII.

Il est sans doute difficile de s'assurer par des expériences, si les lymphatiques

sont doués de la sensibilité de relation.
Lorsqu'on pique un de ces vaisseaux sur
le foie ou sur le mésentère, l'animal soumis à l'épreuve, ne donne aucun signe de
douleur. Mais quelle induction peut-on tirer d'une circonstance où le ventre étant
ouvert, la sensation légère qui pourrait
résulter de cette piquûre, serait annulée
par les souffrances atroces que doit produire l'opération préliminaire? D'un autre côté, aucune expérience n'a été ten-
tée pour s'assurer de l'effet que produi-
rait une irritation à l'intérieur de ces vaisseaux, de sorte que la physiologie ne
peut rien trouver de positif sur leur sensibilité animale ou de relation. Au défaut
de cette science, ne pourrait-on pas puiser dans l'observation des maladies, des
faits qui prouvent que les absorbans
jouissent de cette propriété? Nous osons
faire une réponse affirmative, et peut-
être ne la trouvera-t-on plus téméraire
après la lecture de ce mémoire.

§ XXIX.

Toutefois, les propriétés organiques paraissent jouer le principal rôle dans la vie du système absorbant. Ces propriétés y sont beaucoup plus caractérisées que dans le système veineux : elles sont au moins beaucoup plus susceptibles de s'y exalter. En effet, on est chaque jour à portée de remarquer avec quelle facilité s'enflamment ces vaisseaux par le moindre virus qui parcourt leurs tubes, ou par les douleurs un peu vives ressenties à leurs extrémités; tandis que ces sympathies, ces inflammations se rencontrent très-rarement sur le trajet des veines. Cette différence indique une diversité de structure dans les membranes propres de ces deux ordres de vaisseaux, malgré qu'elles paraissent être un prolongement de même nature.

§ XXX.

Ce qui distingue plus particulièrement la sensibilité du système lymphatique, c'est la faculté qu'elle a de se choisir les substances qui sont le plus en rapport avec elle. Les médecins ne sauraient
faire une attention trop sérieuse à cette
espèce de sensibilité d'élection : c'est par
elle que se régit toute l'économie ; c'est
elle qui fait du système absorbant le
plus important de tous les systêmes. Le
sanguin paraît n'avoir d'autre emploi
que de lui transporter du centre à la
périphérie, et de la périphérie au centre, les matériaux que lui seul peut
mettre en œuvre : de-là vient que souvent une artère parcourt un long espace
sans se ramifier, de telle sorte qu'elle
paraît étrangère à la nutrition du membre qu'elle traverse ; mais la membrane
celluleuse qui forme une de ses parois,
mais le tissu cellulaire qui l'environne,

renferment un lacis de lymphatiques extrêmement déliés : ces vaisseaux pompent et retirent continuellement du sang, les matières qui doivent servir à cette réparation, par la vertu que chacun de ces petits tubes imperceptibles possède de s'emparer des particules qui sont en rapport avec sa sensibilité.

§ XXXI.

On doit donc considérer tous les vaisseaux lymphatiques, comme faisant partie d'un même système, doué de propriétés qui le distinguent des autres et le caractérisent, mais dont les différentes parties obéissent à une sensibilité relative, qui produit des résultats variés quoique partant de la même source, la propriété d'absorber. C'est ainsi que cette différence dans les rapports de la sensibilité des lymphatiques, produit ici l'absorption de la gélatine, là celle du phosphate calcaire, etc., et

malgré qu'un os , un cartilage , un mus-
cle soient des produits différens , ils ne
doivent pas moins leur naissance à la
propriété qui réside exclusivement dans
le système absorbant. C'est elle qui puise
dans le sang les principes qui les cons-
tituent , et rapporte par un second travail, analogue au premier , le résidu de
la nutrition aux surfaces excrémentitielles. Ainsi d'une seule et même cause,
nous voyons naître tous les phénomènes
de la vie, qu'elle seule peut alimenter.

§   X X X I I.

Quelle lumière cette considération ne
doit-elle pas répandre sur l'étude et la
nature des maladies ! S'il est vrai que le
système lymphatique , par la seule vertu
qu'il a d'absorber à son choix telle ou
telle molécule qui roule avec le sang
dans les canaux artériels et veineux ,
préside à la réparation constante et générale de l'économie, n'est-il pas natu-

3

rel de tirer de ses vertus mêmes mille inductions nouvelles et frappantes sur les causes qui détruisent la santé ? Ne voit-on pas ce que peut produire un point d'irritation quelconque sur les parois de ces vaisseaux ? Ne le voit-on pas pervertir cette sensibilité si délicate, nécessaire à leur mode d'action ? Ne le voit-on pas l'exaspérer, la faire changer d'objet, et de-là s'ensuivre l'accumulation de nos humeurs, et leur mélange incohérent et plus ou moins dangereux ?

§ XXXIII.

Vitalité des glandes lymphatiques.

Ce sont principalement les glandes, qui manifestent une grande tendance à l'engorgement inflammatoire, lorsque des substances délétères absorbées sont mises en contact avec elles ; mais, quelque disposées qu'elles soient à cette affection , elle présente chez elles plus de lenteur que dans plusieurs autres tissus animaux, et se termine beaucoup plus fréquemment par l'endurcissement. Cette disposition au squirre, est véritablement un de leurs caractères distinctifs.

§ XXXIV.

Quoique nous ayons considéré les glandes et les absorbans comme faisant partie du même systême ; quoique l'anatomie nous décrive les premières un assemblage d'une foule de replis et de tortuosités vasculaires , cependant on ne peut disconvenir qu'elles n'aient un mode particulier de vitalité qui les distingue des lymphatiques qui s'y rendent : de-là vient qu'elles sont exposées à certaines maladies, dont les absorbans ne sont pas le siége , et que ces derniers , à leur tour , présentent des altérations qui leur sont particulières , et auxquelles

les glandes ne prennent aucuhe part, si ce n'est sympathiquement.

§ XXXV.

Fonctions des lymphatiques.

Les fonctions des lymphatiques ne sont ignorées , aujourd'hui , d'aucun anatomiste ; mais la manière dont ces fonctions s'exécutent est loin d'être un objet aussi généralement connu. La conformation des vaisseaux que l'injection nous fait connaître , les expériences tentées sur les animaux vivans , semblent mettre hors de doute que le mouvement de la lymphe ne soit encore plus lent que celui du sang noir. Cependant, n'y a-t-il pas des circonstances où les humeurs absorbées se meuvent avec une rapidité tout-à-fait inconcevable ? Comment s'opèrent ces mouvemens rapides ? Quels sont les organes qui les exécutent ?

Les attribuerons-nous à ces mêmes vaisseaux garnis de valvules multipliées, et
que nous voyons imprimer un mouvement si lent à l'humeur qu'ils char-
rient ? Mais alors, que devient la lymphe
pendant le passage de la nouvelle humeur absorbée, si l'on admet l'analogie
de la circulation lymphatique et de la
sanguine ? Le tissu cellulaire ne joue-
t-il pas en pareil cas un rôle important,
qui n'est encore que pressenti, et cet
organe, si répandu dans l'économie,
et pour ainsi dire amoncelé autour des
glandes lymphatiques, ne fait-il pas lui-
même partie de ce système ? Il est, je
le sens, très-difficile de résoudre ces
questions : elles prouvent seulement que
nous n'avons que quelques apperçus,
peu liés entre eux, sur le mouvement
de la lymphe et des fluides absorbés.
Celui du sang veineux, quoique néces-
sitant encore beaucoup de recherches,
est cependant mieux connu. Aussi, pour
obtenir sur un point de l'économie qui

devient d'un si grand intérêt pour le médecin, un ensemble de connaissances plus satisfaisant, il faut encore entreprendre un grand nombre d'expériences et se livrer à des travaux ultérieurs.

§ XXXVI.

Considérations sur les Maladies lymphatiques.

Si l'anatomie seule ne peut offrir que des idées imparfaites sur l'organisation du système lymphatique, sans doute qu'aidée de la médecine d'observation, elle nous mènera plus sûrement vers de nouvelles découvertes. Toutefois, cette médecine, elle-même, a besoin d'être éclairée par des travaux assidus et très-multipliés ; elle ne présente encore que doute et qu'incertitude concernant les maladies de ce système. Tout est encore obscur dans l'idée qu'on se forme de leur siége, tout est vague dans l'explication de leurs causes ; et la description même de leur marche et de leurs symptômes n'est pas arrivée à ce point de perfection si désirable pour la science et pour celui qui la cultive.

§ XXXVII.

Dans les divers systêmes, tour-à-tour édifiés et détruits, qui ont divisé les médecins des derniers siècles, ils ont négligé de tenir compte de l'altération des vaisseaux lymphatiques. Pour rendre raison des symptômes que présentent les maladies, ils n'ont pas manqué de mettre en jeu, tantôt la dégénérescence de nos humeurs, tantôt quelque embarras dans leur circulation, ou bien quelque lésion particulière des artères, des veines ou des nerfs ; mais tous ont omis, ou plutôt méconnu jusqu'à nos jours, la participation du systême lymphatique. Son mode de sensibilité, tout-à-fait étranger pour eux, et sur lequel nous

avons encore si peu de données, le dé-
robait entièrement à leurs regards ; ils
ne pouvaient apprécier sa correspondance sympathique avec les autres parties, et long-tems même ils ont été dans
la plus profonde ignorance sur les maladies qui lui sont propres.

§ XXXVIII.

Il est néanmoins indubitable qu'un
ordre de vaisseaux si généralement répandu, est aussi le plus souvent affecté,
soit isolément, soit conjointement avec
les autres systêmes. Ce n'est pas seulement cette profusion avec laquelle il est
disséminé dans toutes nos parties, et qui
est telle qu'il en paraît former la base,
qui le rend susceptible d'aussi fréquentes
altérations ; sa position qui le met en
contact avec l'air extérieur, ses usages
qui le rendent le conduit de toutes les
humeurs saines ou mal saines qui pénètrent dans le sang, y contribuent puis-

samment : d'où il résulte qu'il y a peu d'affections auxquelles il ne prenne une part plus ou moins active, et la suite de cet ouvrage nous facilitera les moyens de reconnaître cette participation.

§ XXXIX.

En effet, n'est-il pas évident que pour bien discerner les sympathies des divers systêmes de l'économie, il faut se faire une idée juste de leur vitalité et de la manière dont ils la manifestent ? Or, pour acquérir cette connaissance, il faut observer la marche d'une inflammation simple de chacun d'eux ; et de même que les phénomènes que présentent les lésions des membranes ont fourni aux physiologistes des caractères distinctifs assez tranchés pour faire connaître la nature de ces organes, de même nous verrons les lymphatiques nous offrir dans les leurs de sûrs moyens de les distinguer.

§ XL.

Sans doute, le lecteur éclairé par les découvertes de l'anatomie moderne, s'attend à voir le systême lymphatique jouer bientôt un rôle important dans la théorie des maladies. Quoique ce systême ait été jusqu'ici peu mis en usage dans les explications reçues, n'est-il pas évident qu'étant aussi généralement répandu, il doit avoir des relations proportionnelles, et que se trouvant disséminé par-tout, soit à l'intérieur, soit à l'extérieur, aucune impression ne doit lui être étrangère, quelque légère qu'elle soit, et quelque lieu qu'elle affecte? Et, puisque nous voyons les physiologistes lui attribuer la plus importante des fonctions, la seule, ou du moins celle dont toutes les autres dépendent immédiatement; puisqu'il semble spécialement chargé de la nutrition, cet acte le plus essentiel de l'économie, le médecin ne pourrait-il pas le présenter à son tour comme le siége de la maladie la plus générale et la plus universelle de cette maladie qui règne seule sous tant de formes, et qui accompagne presque toujours la plupart des autres affections: ?

§ XLI.

Quelque peu avancés que nous soyons dans la connaissance des maladies lymphatiques, il est cependant aisé de voir qu'elles peuvent être rangées sous deux principales divisions ; les communes et les essentielles : les communes qui présentent une simultanéité d'affection entre les lymphatiques et plusieurs autres parties ; les essentielles, dont les symptômes indiquent une lésion bornée aux seuls vaisseaux et aux glandes de ce systême. Les maladies de la peau semblent être de la première classe, et les scrophules, la syphilis, etc., semblent composer la seconde.

§ XLII.

En effet, quoique le système lymphatique joue un très-grand rôle dans les affections cutanées, il est sans doute loin d'en être le siége unique. Chacun des élémens qui composent le derme, peut aisément leur donner naissance ; mais notre ignorance sur la véritable structure dermoïde , ou plutôt sur le véritable usage de chacun de ces élémens dans les diverses fonctions de la peau , nous met dans l'impossibilité de distinguer quel est celui que le mal atteint , et qui est la source des bisarres variétés qui se manifestent dans ses maladies ; d'ailleurs , le chorion paraît avoir une structure analogue à celle des membranes fibreuses : le réseau qui forme le corps réticulaire, est un assemblage de vaisseaux artériels veineux, absorbans et exhalans : le corps réticulaire lui-même sert de réservoir à une humeur *sui ge-*

neris, à une matière colorante dont on ignore les qualités ; les papilles ont pour base une multitude de filets nerveux ; l'épiderme jouit de propriétés particulières ; enfin, la peau présente dans son organisation une foule innombrable de vaisseaux de tous les ordres, de membranes de plusieurs natures : toutes ces choses réunies doivent lui donner une vitalité qui est le résultat nécessaire du mélange de tant de parties, possédant elles-mêmes une vie qui leur est propre. Le système lymphatique peut, il est vrai, se trouver intéressé plus que les autres dans les nombreuses affections qui viennent l'altérer ou la détruire, parce qu'il paraît avoir avec elle les connexions les plus étroites au sujet de l'absorption extérieure ; mais il n'est pas le seul qui participe à ses maladies.

§ XLIII.

Les médecins ne connaissent pas encore assez les véritables liaisons des systêmes lymphatique et dermoïde. Leurs faibles lumières ne leur permettent pas de discerner ce qui appartient exclusivement à l'un ou à l'autre de ces systêmes. Il est néanmoins certain qu'il existe entre eux une véritable ligne de démarcation , dont l'exploration des symptômes de leurs maladies nous indique la trace. Ne voit-on pas les maladies cutanées dans leur première période , se borner constamment à la surface du corps , sans intéresser les organes intérieurs ? Ne les voit-on pas souvent produire le plus grand désordre dans la partie affectée, avant qu'il se manifeste des signes d'infection générale ? C'est tantôt une éruption de petites vésicules ou de pustules suivies de croûtes ; tantôt, ce sont des tubercules durs et insensibles ; d'autres fois, des écailles furfuracées ou une ulcération et une destruction complète de la peau , et il s'écoule des mois et même des années , sans que le mal paraisse refluer à l'intérieur. Il est vrai que les choses ne restent pas toujours dans cet état : la maladie, au moins dans quelques occasions, porte son influence délétère sur les organes essentiels, elle devient générale ; et cette espèce de contagion universelle se manifeste par la faiblesse, l'amaigrissement du sujet et la fièvre hectique qui le consume. Dans cette dernière période, les glandes lymphatiques indiquent les premières, par de fréquens engorgemens, leur participation aux désordres de la peau, et toute l'économie répond au funeste signal qu'elles semblent donner.

§ XLIV.

Au contraire, dans les maladies essentielles des glandes et des vaisseaux lymphatiques, il est aisé de voir que c'est de là que le mal tire son origine. S'il a quelque tendance à se propager à la peau, c'est toujours consécutivement ; mais avant et même long-tems après l'invasion, le système absorbant est le seul intéressé. On voit d'abord un engorgement plus ou moins dur, plus ou moins étendu, qui, par un accroissement successif, parcourt plusieurs périodes, sans paraître sortir du lieu où il a pris naissance ; mais dont la trompeuse stagnation cache aux yeux peu expérimentés la marche insidieuse d'un virus qui se répand au loin, et cherche à se rendre maître de toutes nos parties. Ainsi, les scrophules se manifestent par des tumeurs glandulaires au col ou par-tout ailleurs ; le carreau, qui n'en est qu'une dépendance, par l'engorgement des glandes du mésentère ; la syphilis, par des bubons dans les aines, et plus rarement au col ou aux aisselles, sans faire éprouver d'abord le moindre changement à la peau ; ainsi l'on voit cette affreuse maladie, qui sévit avec une si cruelle préférence sur les femmes de quarante-cinq à cinquante

ans, le cancer, rester plusieurs années
sous l'apparence d'une tumeur indolente
et bénigne, avant de porter la désorganisation dans les humeurs, et jusques
dans les os de ses déplorables victimes;
et lors même que ce virus circule dans
nos organes, et les pénètre de toutes
parts, s'il se répand au dehors, il cor-
rode les tégumens qui recouvrent la
glande devenue le foyer du mal, forme
un ulcère hideux et profond, sans produire aucuns des caractères qui distinguent les maladies cutanées.

§ X L V.

Sans doute que dans les affections
de deux systêmes qui paraissent avoir
entre eux des rapports si multipliés, il
doit exister une grande tendance à la
complication : aussi, voyons-nous tous
les jours la syphilis ou les scrophules
réunies dans le même sujet avec les dar-
tres, la gale ou la teigne. Ces maladies

sont quelquefois tellement confondues, qu'on a peine à les distinguer, sur-tout chez les enfans, qui souvent y succombent. Cependant, quelle que soit leur union, elle n'est jamais aussi intime que paraît l'être celle des maladies essentiellement lymphatiques : chez ces dernières, ce n'est pas un simple rapprochement ; il semble plutôt que c'est une combinaison, à la manière des substances chymiques, s'il est vrai que le rachitis doive sa naissance à la réunion, ou plutôt à une sorte d'amalgame des scrophules et de la syphilis. Cette opinion, avancée par quelques modernes, ne paraît pas fondée, si l'on se rappelle que les anciens étaient, comme nous, sujets aux difformités qui résultent de l'ostéomalaxie. Il est néanmoins indubitable que cette maladie, devenue le fléau des générations présentes, est beaucoup plus répandue, depuis que nous avons la fatale connaissance du mal vénérien.

§ XLVI.

Jusqu'ici, les maladies cutanées peuvent être facilement distinguées des lymphatiques. Leur origine à la surface de la peau, l'état stationnaire qui les y maintient des mois et des années, sans que les organes intérieurs en éprouvent la moindre altération, signalent assez leur nature, et les séparent d'une manière tranchante des maladies lymphatiques proprement dites ; mais si nous jetons un coup-d'œil sur deux affections terribles que l'on range communément dans la classe des précédentes, il sera, je pense, très-difficile d'admettre leur identité avec les simples maladies cutanées. En effet, au lieu que dans ces dernières les premiers symptômes sont toujours superficiels, ici, au contraire, c'est de l'intérieur, comme d'un volcan, que le mal fait explosion avec plus ou moins de violence, mais toujours avec

un appareil sinistre de symptômes précurseurs. Ainsi, l'éléphantiasis s'annonce
d'abord par la faiblesse, des lassitudes
spontanées, la tristesse, le décourage-
ment; le malade a la respiration difficile, l'haleine fétide, le pouls faible et
obscur, de l'anorexie, de la constipation, les urines blanches et jumenteuses, avant que les tubercules et les autres
symptômes cutanés se soient manifestés
à la face, au coude, etc. Ainsi, la plique,
qui n'est pas une maladie cutanée, mais
plutôt une maladie *ossopileuse*, si je
puis m'exprimer ainsi, avant d'offrir des
signes extérieurs de sa présence, produit
le plus souvent des horripilations, des
frissons, des angoisses à l'épigastre, des
douleurs intolérables aux articulations,
comme si les os se brisaient et se con-
tournaient; des céphalalgies atroces, des
ophthalmies rebelles, qui sont quelquefois suivies de l'aveuglement; et si, malgré tous ces efforts, le mal est retenu au-
dedans, on voit alors les torsions réelles

des membres , les gibbosités, les con-
vulsions et la mort, après une inflammation intense des organes intérieurs.
Il est vrai que ces terribles symptômes
ne se présentent pas constamment : serait-ce une raison pour qu'ils ne fissent
pas partie de cette maladie , et ne doivent-ils pas entrer essentiellement dans
son histoire , puisqu'il suffit de couper
la touffe de cheveux qu'elle produit, pour
les faire naître avec toute leur force ?

§ XLVII.

On ne peut prendre pour de simples
maladies cutanées, celles dont les symptômes qui précèdent ou accompagnent
les altérations de la peau, annoncent une
origine intérieure , ou tout au moins une
correspondance d'affection entre les
parties internes et la superficie du corps;
et si , continuant l'examen de l'éléphantiasis , nous trouvons dans les hideuses
ulcérations qu'il produit, dans l'altéra-

tion profonde des viscères, dans les ca-
ries, le ramollissement des os, l'anki-
lose des membres, leur séparation to-
tale ou partielle du reste du corps, des
traces d'une désorganisation qui tend
à détruire simultanément et les organes internes et les superficiels. Pourrons-nous nous refuser à admettre qu'il
affecte non-seulement la peau, mais tout
le systême lymphatique, absorbant et
capillaire général, beaucoup plus étendu
qu'on ne le pense communément ?

§ XLVIII.

En effet, si nous en jugeons par les
nombreuses variétés de symptômes que
présentent les diverses affections lymphatiques et cutanées, nous serons conduits à admettre plusieurs sortes de vaisseaux, tour-à-tour le siége des maladies qui se présentent à notre observation. Peut-on se refuser, par exemple,
à regarder la plique comme particulière

à des lymphatiques qui ne se rencontrent que dans les os , les cheveux et les
organes de même nature ? Les douleurs
dans les articulations, le ramollissement
des os, le prolongement des cheveux,
celui des ongles qui lui est simultané,
n'indiquent-ils pas que le mal est borné
à des organes, jouissant tous des mêmes
propriétés ? C'est ainsi qu'en suivant
cette marche , on peut remarquer dans
la teigne invétérée, des symptômes qui
indiquent une certaine analogie avec la
plique ; je veux parler de ces difformités dans les ongles, qui versent un suc
visqueux lorsqu'on les coupe. Il est même
probable que si l'on voulait observer
ces deux maladies, fréquemment réunies sur le même sujet, dans la vue de
les comparer l'une à l'autre, on décou-
vrirait entre elles d'autres signes de liaison , ou plutôt une identité de nature
dans le siége qu'elles occupent.

§ XLIX.

En parcourant rapidement le tableau des maladies qui affectent le derme et le système lymphatique, on peut appercevoir entre quelques-unes d'elles des traits qui les distinguent, et qui semblent donner quelque poids à l'opinion que nous venons d'émettre. Pourquoi, par exemple, le frambœsia, lorsqu'il est imprudemment guéri, produit-il des douleurs nocturnes dans les os, des exostoses, comme la syphilis, au lieu de ces douleurs continues dans les articulations, et du ramollissement que produit en pareille occasion la plique? Pourquoi le mercure guérit-il l'une de ces maladies, tandis qu'il est très-contraire dans l'autre? Dira-t-on que cette diversité de phénomènes tient à la diversité des virus? Mais cette différence même dans nos humeurs, ou dans les virus qu'elles produisent en raison de leur vitalité, ne suppose-t-elle pas une différence dans les organes qui les contiennent ? A la vérité, elle n'est pas entre deux lymphatiques aussi essentielle qu'entre deux vaisseaux d'un système différent : mais, de même que nous voyons les membranes muqueuses changer certaines de leurs propriétés et la nature de l'humeur qu'elles secrètent, suivant les cavités qu'elles ont l'usage de revêtir ; de même, les lymphatiques ne peuvent-ils pas se trouver modifiés, suivant les organes dont ils forment la base, et dont ils doivent opérer la nutrition ?

§ L.

Quoi qu'il en soit, l'éléphantiasis, par l'effet d'une fatale combinaison de virus, ou par l'affection simultanée de tous les ordres de vaisseaux qui composent le système absorbant, réunit dans ses nombreux symptômes toutes les sympathies que nous observons séparément dans les maladies cutanées et lymphatiques. Les organes de la respiration, de la vue, de l'odorat ; ceux qui, situés plus profondément, servent à la digestion ; ceux de la reproduction, éprouvent des altérations proportionnées aux désordres qu'on remarque à la peau, ou dans le tissu des os et des muscles. Cette formidable affection semble être le hideux assemblage de tous les maux que peut produire l'ensemble des maladies du système lymphatique, et ses funestes et trop inévitables conséquences nous prouvent de quel haut degré d'utilité ce système doit être pour les fonctions de l'économie, lorsqu'il est dans toute son intégrité.

§ L I.

Ce n'est pas par la seule considération des symptômes de la plique ou de l'éléphantiasis, que nous sommes conduits à penser qu'il est divers ordres de vais-

seaux, tour-à-tour le siége des maladies
lymphatiques ou cutanées ; car, sans revenir sur ce que nous apprend à ce sujet la physiologie, et sans parler de la
nécessité où elle est souvent réduite ,
pour expliquer le phénomène de la nutrition et celui même de l'absorption ,
de multiplier ces organes au-delà de ce
que l'anatomie peut en démontrer ri-
goureusement, nous trouvons dans l'histoire de la maladie qui va nous occuper,
de nouvelles données qui doivent servir
à fixer, sur ce sujet, nos idées incer-
taines. Nous voyons l'inflammation du
plan sous-cutané des lymphatiques, produire des symptômes , développer des
sympathies qui ne se rencontrent dans
aucune autre maladie ; nous voyons encore une affection propre aux femmes
en couche , et qu'on a pu confondre
avec celle-ci, parce qu'en effet il existe
entre l'une et l'autre quelques traits de
ressemblance , en être cependant très-
distincte par les symptômes les plus es-

sentiels, par la position, et peut-être aussi par la nature des vaisseaux qui en sont le siége.

§ LII.

Quoique moins affreuse et moins incurable que l'éléphantiasis, la maladie que nous allons décrire, va nous fournir une nouvelle preuve de l'importance du systême absorbant, soit dans son intégrité, soit dans ses altérations. Elle nous présentera, de même que l'éléphantiasis, des rapports avec les organes intérieurs; et quoique bien moins étendue et bien moins générale, elle offrira dans son ensemble une assez grande réunion de caractères propres à d'autres maladies plus communes, pour paraître, comme ce formidable mal, un assemblage informe de plusieurs affections disparates.

HISTOIRE

D'UNE

MALADIE LYMPHATIQUE.

CHAPITRE Ier.

HISTOIRES PARTICULIÈRES.

AFIN de pouvoir suivre les traces d'une maladie si peu connue jusqu'à nos jours en Europe, et de parvenir à la reconnaître à travers l'obscurité qui règne à son sujet dans les écrits des médecins, nous allons exposer avec quelque détail plusieurs histoires particulières, soit recueillies dans l'ouvrage du docteur James Hendy, soit prises dans notre propre pratique. Elles seront pour nous le type auquel se rapporteront les faits isolés que l'analogie nous offrira dans le cours de nos recherches.

OBSERVATION Ire.

Madame Bastien, de Paris, âgée de quarante-quatre ans, d'une bonne constitution, n'a jamais eu d'éruption dartreuse psorique, ni de toute autre nature. Née de parens sains et vigoureux, elle fut toujours dans sa jeunesse bien nourrie, bien logée et bien vêtue. Mariée à un homme devenu phthisique, sans jamais avoir éprouvé d'autre maladie, elle en eut trois enfans : les deux premiers sont morts exempts de toute affection cutanée, le troisième, boiteux à la suite d'une chûte, jouit d'ailleurs d'une parfaite santé.

Dans sa trente-cinquième année, huit mois après sa dernière couche, cette femme perdit son mari. Elle avait alors ses règles, et cette mort lui ayant été imprudemment annoncée, lui occasionna une suppression. Quelque tems après, voulant se lever le matin, elle ressentit une vive douleur à la malléole interne gauche, de la roideur dans l'articulation du genou, de la tension, du gonflement le long de la partie interne de la jambe jusqu'à la partie supérieure de la cuisse ; une ligne rouge, offrant à l'œil la largeur d'un ruban, et au toucher la dureté d'une corde tendue, suivait le trajet des vaisseaux lymphatiques, depuis la malléole jusqu'au pli de l'aine ; la jambe était d'un rouge érysipélateux. Bientôt à ces premiers symptômes, se joignirent une soif inextinguible, un frisson très-intense et prolongé, une céphalalgie violente, et des vomissemens répétés, qui terminèrent l'accès après une durée de cinq à six heures. Le lendemain et les jours suivans, la douleur, le frisson, les vomissemens, en un mot tout reparut comme la veille, se passa de la même manière ; et au bout de huit jours, il ne resta de tout ce désordre qu'un léger gonflement à la malléole.

Six mois après, les mêmes accès se représentèrent, et le gonflement qui en résulta fut, cette fois, un peu plus considérable. Depuis cette époque, la malade éprouve deux fois par an, et sur-tout en hiver, des attaques semblables, et la jambe devenant toujours un peu plus enflée, a successivement acquis un volume énorme et tout-à-fait extraordinaire. Dans ces dernières années, l'inflammation ne s'est pas bornée aux membres déjà affectés, elle s'est propagée jusqu'au ventre, et au sein du même côté (1).

Lorsque je trouvai cette malade, elle venait d'être renvoyée d'un hospice, d'où elle sortait, comme attaquée de *l'éléphantiasis*. Cependant, sa figure annonçait la santé la plus parfaite ; elle avait de l'appétit, digérait bien ; les cheveux étaient très-épais, les sourcils bien fournis, la voix sonore, et la tristesse qu'elle éprouvait ne dépendait que de l'extrême misère où elle se trouvait réduite depuis la perte de son mari. La seule jambe gauche était le siége d'un engorgement énorme, dur, rénitent, sans changement de couleur à la peau, excepté dans le bas de la jambe, où l'on appercevait des rugosités et quelques plis au-dessous du mollet, qui avaient assez l'apparence d'un commencement de fissures. (*Voyez pl.* 1re. *fig.* 1re.) Malgré l'extrême grosseur du membre et sa dureté, qui approchait de celle de la pierre, le tour des articulations avait conservé la mol-

____

(1) Les renseignemens précédens, viennent de la femme Bastien ; et voici maintenant ce que j'ai moi-même observé.

lesse naturelle, et les mouvemens jouissaient de toute leur liberté. Cette extrémité avait en circonférence les dimensions suivantes :

Bas de la jambe, 0,298 millim. (0 pi. 11 p. 0l.)
Mollet..........0,487   (1   6   0)
Genou..........0,460   (1   5   0)
Bas de la cuisse..0,499   (1   6   5)

Du 15 au 25 thermidor de l'an 12, environ quatre mois après la sortie de l'hôpital, une soif vraiment inextinguible fut le prélude d'un accès. La malade, qui depuis neuf ans est attaquée de cette maladie, me fit remarquer qu'il y en a quatre ou environ que cette soif précédait de quelques jours les autres symptômes, qu'autrefois elle accompagnait seulement.

Le 25, en se levant, elle ressentit à la malléole sa douleur accoutumée, et sur-le-champ frisson, céphalalgie, nausées, inutiles efforts pour vomir, soif ardente, sueur copieuse, pouls lent et un peu serré pendant le frisson, lent et plus développé pendant la chaleur (50 à 52 pulsations par minute). La jambe était peu douloureuse, excepté à la malléole interne, et elle se trouvait recouverte d'une rougeur érysipélateuse , sans avoir beaucoup augmenté de volume. La sueur, considérable même pendant le frisson, était sur-tout extrême à la jambe malade : elle traversait des draps pliés en plusieurs doubles. Dans une heure, le calme fut rétabli : la soif restait seule ; mais le moindre mouvement rendait le frisson et les envies de vomir. Huit heures suffirent à peine pour que la malade pût jouir de la liberté de ses membres. Enfin , vers les six à sept heures du soir, dix ou onze heures après le commencement de l'accès , elle sortit du lit , et la douleur qu'elle éprouvait en appuyant le pied par terre n'était plus si vive , ne ramenait plus aucun des symptômes décrits, et lui permit de faire quelques tours dans la chambre.

Dix à douze jours furent marqués par de pareils accès , revenant à-peu-près aux mêmes heures et conservant la même durée : tantôt on appercevait les traces de la ligne rouge , tantôt la douleur seule indiquait le trajet des lymphatiques. On ne voyait sur la malléole qu'une plaque rouge, de la grandeur et de la forme d'une pièce de vingt sols.

En général , les symptômes ne furent pas cette fois très-violens , si ce n'est la soif et

·la sueur. La malade attribuait à leur peu
d'intensité leur longue durée : elle était sur-
tout fatiguée des nausées continuelles qu'elle
éprouvait, et n'avait l'espoir d'être soulagée
que par le vomissement. En effet, cédant à
ses instances, je lui administrai, le 7 fructidor, un vomitif qui d'abord ne fit rendre
qu'un verre de bile, et procura ensuite plusieurs vomituritions. Le frisson s'arrêta aussitôt; mais le lendemain sentant qu'il allait
recommencer, elle prit, sans me prévenir, un
second émétique, et mit ainsi fin à cet
accès.

Il est essentiel de remarquer que dans tous
ces vomissemens, il y avait très-peu de bile,
et que la malade ne rejetait que les tisannes
et les bouillons qu'elle avait bus en grande
quantité. Il semblait qu'elle eût besoin de donner à la secousse de son estomac toute l'extension possible, à-peu-près comme une personne qui a commencé de bailler, a besoin
de poursuivre pour être soulagée.

Pendant les sept à huit mois de santé qui
suivirent cet accès, la malade fit usage sur
le membre affecté, de frictions sèches qui
procurèrent des sueurs locales très-abondantes.
Elle était parvenue, à force de masser sa

jambe et sa cuisse , à rendre l'humeur infiltrée d'une fluidité telle, que dans la position horizontale et par le moyen d'un bandage serré, la jambe était revenue à son volume naturel; mais si la jambe diminuait, la cuisse augmentait à proportion, et il ne paraissait pas que cette humeur pût être alors reportée dans la circulation.

Le 13 ventose an 13, six mois après la dernière attaque, la malade ressentit à la partie supérieure de la cuisse droite, et le long de la partie interne jusqu'au jarret, une douleur très-vive, suivie de frisson, de vomissement, ou plutôt d'efforts qui ne faisaient rendre que des mucosités. Une soif intense avait précédé l'accès de deux jours, et subsistait encore. Une heure après, vinrent la chaleur, la céphalalgie et la rougeur qui parut d'abord sur l'endroit douloureux, puis se propagea ensuite sur le reste du membre. Le soir, il y eut rémission.

Dans la nuit du 14, tous les symptômes se renouvelèrent; les deux jambes furent affectées, avec la différence que, dans la plus anciennement malade, la douleur alla de la malléole jusques vers le haut de la cuisse, au lieu que dans la droite, elle ne descendit qu'au jarret. On appercevait sur cette dernière, le long du trajet des vaisseaux lymphatiques, des inégalités qui ressemblaient à des phlyctènes, et qui étaient très-douloureuses et très-dures.

Il y eut le 17 un soulagement très-marqué dans les jambes : leur volume seul était augmenté; mais l'épaule droite était recouverte d'une rougeur érysipélateuse, et la malade ressentait une douleur très-vive et de la même nature que celle des jambes, dans le sein du même côté.

Le 18, la sensibilité et l'inflammation du sein diminuèrent; mais il survint à la partie interne du bras, une douleur violente accompagnée de la flexion forcée de l'articulation du coude, produite par la contraction des muscles : le frisson fut plus intense que les jours précédens, et fut accompagné de vomissemens spasmodiques qui firent rendre du sang. Le gonflement formait sous la peau des inégalités très-dures, semblables à celles qui résultent de la morsure des cousins (*culex Linn.*) Depuis l'invasion de ces accès, les sueurs copieuses n'avaient cessé d'avoir lieu, et les urines avaient toujours été rares.

Le 21, huitième jour de l'invasion, la rougeur était presque entièrement dissipée; le gonflement seul avait augmenté, sur-tout à la pártie interne et inférieure du bras ; le frisson n'avait plus la même intensité , et le vomissement avait été arrêté par une potion anti-spasmodique. Les jours suivans, la rémission fut complète , et la malade éprouva un léger dévoiement.

Huit jours après, le quinzième de l'invasion, un exercice forcé fit reparaître le frisson et la douleur dans la cuisse gauche ; mais le repos dissipa bientôt ces accidens : seulement la fièvre persista d'une manière très-irrégulière sous le type, tantôt tierce, tantôt quarte, et toujours accompagnée de quelques douleurs, soit dans les membres inférieurs, soit dans le bras et dans le sein qui avaient déjà été affectés.

Après avoir éprouvé quelques jours de repos, la malade fut encore saisie, le 13 germinal, un mois après la première invasion, de la fièvre , avec une douleur dans la jambe gauche, et sur-tout aux seins qui devinrent durs, gonflés et rouges. Le 14, ces symptômes s'appaisèrent et furent en diminuant jusqu'au 16 ; alors, il survint dans la nuit un nouvel accès de fièvre, avec les envies de vomir, et une très-violente colique, ou plutôt une douleur atroce dans toute l'étendue du ventre et dans les lombes. Le lendemain, rétablissement et cessation entière de l'accès le plus long et le plus douloureux qu'ait éprouvé Madame Bastien.

Pendant le reste du mois de germinal et de floréal, le gonflement fut toujours en augmentant; de sorte que les seins, le ventre et les membres inférieurs sont maintenant très-volumineux; la cuisse et la jambe gauche étant cependant de beaucoup plus grosses que les autres parties, qui n'ont encore subi qu'une ou tout au plus deux attaques (1).

———————————

(1) La lecture de cette observation fait déjà comprendre ce qu'on doit regarder comme une attaque de cette maladie. C'est la réunion des symptômes locaux et des symptômes généraux qu'on vient de décrire avec le plus grand détail, quelle que soit la partie affectée. Le docteur Hendy, dans les histoires particulières qu'il a tracées, s'est rarement appesanti sur eux : il s'est borné à les désigner sous les noms d'*attaques* ou d'*accès*, et c'est dans ce sens qu'il faut entendre ces deux mots dans les observations tirées de son ouvrage, de même que dans la suite de celui que nous écrivons.

OBSERVATION II.

M. F. D. âgé de trente-deux ans, né à l'île de Barbade, après avoir été saigné pour un rhumatisme, avait ressenti, pour la première fois, à l'âge de sept ans, un gonflement douloureux dans l'aine, et une heure après, le frisson, la chaleur, la sueur, etc. L'engorgement et l'inflammation commencèrent dans la cuisse immédiatement après, et continuèrent trois ou quatre jours; puis l'inflammation cessa, mais le gonflement alla toujours en augmentant. Chaque accès le rendait plus considérable, et comme jusqu'à l'âge de dix-neuf ans le malade en eut un par semaine, le membre était devenu d'une grosseur très-incommode. L'application du bandage serré, continué pendant deux ans, diminua beaucoup son volume. (*Treatise on the glandular disease of Barbard; by J. Hendy.*)

OBSERVATION III.

Daniel Massiath fut attaqué de la maladie à l'âge de dix-huit ans. Elle se manifesta par une douleur et un gonflement dans l'aine. Un quart-d'heure après, frisson, chaleur brûlante, sueur copieuse, céphalalgie, douleur dans le dos et sur-tout à l'estomac. Cette attaque laissa un très-léger gonflement dans la malléole gauche. L'accès se renouvela ensuite une fois par mois, et au bout de quatre ans la jambe avait dix-huit à vingt pouces de circonférence au mollet.

A vingt-deux ans, les deux jambes furent également affectées. La droite, quoique la dernière malade, devint plus volumineuse que la gauche : elle avait acquis dans toutes ces parties trente-six pouces de circonférence, depuis le mollet jusqu'au genou ; l'autre n'en avait que vingt-six. La peau était très-mince, excepté sur le talon droit, où l'on voyait des excroissances qui ressemblaient à de gros cors ou à des verrues (1).

L'accroissement de ces tumeurs paraît avoir été si graduel, que le malade y a été très-peu sensible. Il ne se plaignait de leur vo-

---

(1) Voyez la planche troisième.

lume que lorsqu'il avait été affaibli par les accès : son appétit était bon, et toutes ses fonctions en pleine activité. (*Docteur Hendy.*)

OBSERVATION IV.

Une femme, qui depuis l'âge de quinze ans avait de fréquentes attaques de la maladie de Barbade, se trouva tellement incommodée du volume de la jambe affectée, qu'elle demanda qu'on la lui amputât. Peu de tems après, elle eut à l'autre jambe un accès si terrible, qu'elle y succomba.

Antopsie cadavérique.

Après avoir enlevé les tégumens qui étaient gorgés d'une humeur gélatineuse, très-épais, comme squirreux et par intervalle, de nature cartilagineuse, on trouva le diamètre des vaisseaux lymphatiques de la partie supérieure du pied, très-augmenté. Celui qui rampe sur le coude-pied était assez large pour recevoir facilement une plume : celui qui se dirige vers la malléole interne, était à-peu-près dans le même état. Les vaisseaux des orteils n'avaient pas éprouvé une aussi grande dilatation. On versa du mercure dans ceux qui rampent au-dessous de la malléole : ils paraissaient étonnamment distendus ; mais ils ne purent pas résister long-tems au poids de l'injection, et leurs parois s'ouvrirent en plusieurs endroits. On voulut essayer d'injecter ceux de la partie supérieure du pied, qui ne purent pas non plus soutenir le mercure. Les plus profonds, comme celui qui accompagne l'artère tibiale, étaient moins altérés et n'avaient presque pas éprouvé de dilatation. Les glandes lymphatiques étaient pâles, molles et recouvertes d'un fluide gélatineux ; la partie de ce fluide qui avait coulé sur la table, formait un coagulum blanchâtre. Les petits vaisseaux veineux et artériels avaient un volume double de celui qui leur est naturel. Le tissu cellulaire était en général flasque, et rempli par le fluide dont il a été question. On voyait les muscles privés de leur belle couleur rouge, sans avoir augmenté de volume. Les tendons, les nerfs, les os étaient dans leur état naturel. (*Docteur Hendy.*)

OBSERVATION V.

Le 3 avril 1782, M. W. T., âgé de quarante ans, sentit une douleur et un malaise dans un testicule qui avait déjà éprouvé deux attaques. Les glandes inguinales du même côté devinrent bientôt engorgées ; une heure après, il eut le frisson avec une violente douleur de reins : le testicule enfla, et la douleur devint excessive ; le lendemain et les jours suivans, les accidens se calmèrent, et le siége du mal reprit son état naturel. (*Docteur Hendy.*)

OBSERVATION VI.

M. R., père de famille, avait le scrotum prodigieusement enflé par l'effet de plusieurs attaques successives de la maladie endémique à Barbade. En 1774, il éprouva les symptômes fébriles ordinaires, et le scrotum fut très-enflammé et très-distendu. Peu de jours après, vers le matin, il fut réveillé en sursaut par une humidité désagréable autour des cuisses. C'était un fluide clair et quelquefois comme

coloré de sang, qui s'épanchait par une cre-
vasse formée à la peau du scrotum : on
en versa quelques onces dans un bassin,
et bientôt après il était devenu un parfait coagulum d'apparence laiteuse, mêlé d'un autre
fluide de couleur livide. Peu de mois après,
il survint une pareille attaque, accompagnée
d'une évacuation semblable, au moyen de laquelle le scrotum fut presque réduit à son
volume ordinaire. (*Docteur Hendy.*)

OBSERVATION VII.

M. Z., très-adonné à l'usage des boissons
spiritueuses, fut saisi d'une douleur dans le
pouce de la main droite, avec tous les accessoires décrits dans les précédentes observations. Les attaques suivantes doublèrent le
volume naturel de la main, et sept ans après
elle avait acquis un volume énorme. (*Docteur Hendy.*)

OBSERVATION VIII.

Une femme âgée de quarante-neuf ans, rendait par les mamelons une matière blanchâtre,
dont la sortie occasionnait des douleurs très-

vives. On lui conseilla l'application d'un vésicatoire au bras gauche; ce moyen fit sur-le-champ
cesser l'écoulement. Quelque tems après, elle
fut prise tout-à-coup, et sans cause connue,
d'une inflammation à l'avant-bras du côté du
vésicatoire. Cette inflammation ne dura que
vingt-quatre heures, et fut accompagnée de
frisson et d'un gonflement considérable de la
partie. Elle se dissipa; mais le gonflement du
membre persiste encore sans être douloureux
ni œdémateux. Pendant les cinq ou six ans
qui suivirent, cet accès éphémère se renouvela tous les huit ou quinze jours, plus fréquemment l'hiver que l'été, avec frisson et
augmentation du volume du membre. Depuis,
il est devenu plus rare, et ne se présente plus
que trois ou quatre fois par an. Le bras est
toujours volumineux, dur, sans aucune apparence d'œdème; la peau présente quelques
petits tubercules assez rares.

OBSERVATION IX.

M.**, né à Paris, âgé de cinquante-neuf
ans, était sujet dans sa jeunesse à des suin-
temens derrière les oreilles, qui revenaient
à de certaines époques en été et en hiver.

Il y a dix ans, qu'à la suite d'un dîner où il avait beaucoup bu de vin et de liqueurs alcoholiques, tout le côté gauche de sa figure devint enflé, ainsi que les glandes sous-maxillaires, qui faisaient ressentir de vives douleurs, accompagnées de roideur du col, de frisson violent, avec complication de la goutte sciatique dont le malade avait déjà essuyé plusieurs attaques. L'inflammation se dissipa lentement, et le gonflement diminua beaucoup à l'époque à laquelle il s'établit derrière les oreilles un suintement copieux, d'une humeur visqueuse et assez consistante. Depuis ce tems, il n'a eu que trois ou quatre attaques aussi fortes; mais pour peu qu'il fasse excès de vin, il en éprouve de légères, qui se dissipent en deux ou trois jours. La joue et les paupières sont toujours enflées, quelquefois au point que l'œil peut à peine s'ouvrir, et d'autres fois ce gonflement est très-peu sensible; mais toujours il y a une certaine dureté, cédant difficilement et lentement à l'impression du doigt, et sans douleur ni changement de couleur à la peau. De tems en tems il s'élève aux environs de la mâchoire, sur le col et même sur l'épaule du côté gauche, de petits boutons qui ont assez l'apparence

de furoncles, sans néanmoins être douloureux.
Le malade les ouvre avec ses ongles, et il
en sort une humeur qu'il compare à de la
gomme rousse, dont l'évacuation diminue
beaucoup le volume de la tumeur.

OBSERVATION X.

Mademoiselle Monnet, âgée de treize ans,
eut à l'âge de six mois un gonflement de tout
le côté droit du corps. Ce gonflement se borna
peu-à-peu au membre inférieur droit, où il
n'a jamais cessé d'exister depuis : il est tantôt
considérable, et laissant une forte bride au
bas de la jambe et une autre au-devant des
orteils ; tantôt il diminue et devient à peine
sensible au moyen d'un écoulement copieux
d'une lymphe promptement coagulable à l'air,
et qui sort par des espèces de petits mamelons gros comme un grain de millet, situés
à la partie interne de la jambe et sur le pied.
Les grands changemens dans la grosseur [de
cette extrémité se prononcent avec des caractères assez remarquables ; ils ont lieu par des
accès qui, dans le principe, ne survenaient
qu'à de grandes distances, mais qui sont devenus imperceptiblement plus rapprochés (une

fois par mois). D'abord les couloirs de la jambe se ferment tout-à-coup : quelques jours après surviennent un mal de tête et une fièvre qui augmentent en quelques heures jusqu'à devenir insupportables. La malade sent une douleur au haut du membre, quelques-unes des glandes inguinales et le plexus des vaisseaux cruraux, déjà plus gros qu'ils ne devraient l'être, prennent encore plus de développement. On distingue sur toute la partie antérieure de la cuisse, un *ruban rouge*, dur et très-sensible au toucher. La cuisse, la jambe, le pied se gonflent de nouveau, et chaque fois un peu plus que dans la dernière crise ; les ongles des pieds enfoncés dans les chairs, deviennent susceptibles d'une grande douleur au tact le plus léger. Après trente ou trente-six heures de cette suite d'accidens, les eaux reprennent leur écoulement, et la malade revient à son état habituel.

Il y a six mois qu'on imagina d'appliquer à deux doigts au-dessus de la malléole interne, un morceau de sain-bois, de la grandeur d'environ un centimètre quarré. L'écoulement fut extrêmement abondant, et produisit un tel effet, qu'après huit jours la jambe malade fortement ridée, n'était pas plus grosse que la jambe gauche.

Ce résultat satisfaisant, mais passager, peut encore se renouveler par l'effet de l'exercice à pied. La malade, que le volume de sa jambe ne paraît pas gêner, pendant une marche de vingt-cinq lieues qu'elle a faite pour venir à Paris, eut un écoulement si considérable, qu'il allait quelquefois jusqu'à donner la facilité de la suivre à la piste.

Au reste, la santé générale n'éprouve aucune altération, et tout chez cette jeune personne semble marcher comme si elle n'avait aucune affection maladive. Son estomac seul conserve une telle sensibilité, qu'elle y éprouve, lorsqu'elle prend des alimens froids, la même sensation que produisent ordinairement dans la bouche une pastille de menthe ou quelques gouttes d'éther.

Le 5 thermidor de l'an 13, le pied malade avait une circonférence d'un onzième plus grande que le sain; la jambe, immédiatement au-dessus des malléoles, en avait une environ d'un sixième plus forte; celle du mollet avait un quart de plus, et la pro-

portion de celle des cuisses était comme dix-
sept est à dix.

Enfin, la peau, qu'on avait trouvée les premiers jours de l'arrivée de la malade à Paris,
recouverte d'une sorte de poussière grise,
très-adhérente, qu'on prenait pour une dégénérescence de l'épiderme, s'est nettoyée au
moyen de fréquentes lotions d'eau tiède, et
a repris sa couleur naturelle (1).

____

(1) Cette observation m'a été communiquée par
M. le docteur Bouvier, qui l'a recueillie aux consul-
tations de la société de médecine de Paris.

CHAPITRE II.

Est-il fait mention de cette maladie chez les anciens ?

1°.

CHEZ LES GRECS.

LES Grecs paraissent l'avoir entièrement méconnue ; on n'en voit nulle part la description dans les écrits d'Hippocrate. Ces écrits ne contiennent rien qui puisse même nous faire soupçonner qu'elle se soit présentée à lui sous l'une ou l'autre des formes qu'elle a coutume de revêtir. Il est d'ailleurs certain que le génie observateur de ce grand homme eût bien su discerner cette affection, quelle que soit l'obscurité dont elle puisse s'envelopper. Sans doute dans l'heureuse contrée qu'il habitait, sous la douce influence du climat tempéré de la Grèce, on était exempt d'un mal que nous verrons être presque toujours le produit des intempéries de l'atmosphère ; et, quoique Hippocrate ait entrepris de longs voyages, quoiqu'il soit sorti de sa patrie, et qu'il ait voulu s'instruire en parcourant des pays lointains, ce n'est toutefois que dans le lieu où il avait fixé sa résidence qu'il aurait pu l'observer et la décrire, puisqu'elle est d'une durée aussi longue que la vie, et sujète à des retours entre lesquels il s'écoule des mois, et souvent même des années. A la vérité, plusieurs des maladies citées dans ses ouvrages, et dont il ne nous reste que le nom, paraissent avoir été des sortes de tumeurs ou des fluxions opiniâtres sur quelques parties du corps. Il est probable que ces fluxions, ces tumeurs inconnues avaient été décrites dans des livres qui ne sont pas arrivés jusqu'à nous ; mais il est impossible d'établir une opinion raisonnable sur des fondemens aussi frêles que le peu d'indices qui nous restent.

Nous n'avons que très-peu de fragmens des ouvrages des médecins qui succédèrent à Hippocrate. A peine en pouvons-nous rassembler assez pour nous former une juste idée des sectes qui divisèrent leurs auteurs. Ce que nous en possédons, nous fait voir qu'ils s'écartèrent d'abord des traces de leur maître, pour se li-

vrer à des subtilités dialectiques, qui donnèrent lieu à l'école de Chrysippe, et pour entreprendre des recherches anatomiques qui
firent naître celle d'Erasistrate et d'Erophile.
Cette dernière ayant un but d'une grande
utilité, fut long-tems florissante. Les noms de
ses fondateurs sont passés jusqu'à nous avec
distinction; mais leurs travaux en médecine
n'ayant pu traverser aussi facilement les siècles,
se trouvent entièrement perdus pour nous.
Les empiriques, lassés des raisonnemens des
uns, et peu satisfaits des découvertes des autres, résolurent de s'en tenir à la seule expérience, et sans doute que s'il nous fût resté
quelque chose de leurs ouvrages, nous pourrions y puiser des faits intéressans. Malheureusement, nous ne sommes pas plus riches
à leur égard qu'à celui des méthodiques, et
des médecins de plusieurs autres sectes qui
naquirent de cette dernière et nous sont moins
connues.

Arétée, le seul des pneumatiques dont les
écrits nous soient parvenus dans toute leur
intégrité, ne fait aucune mention de l'objet
de nos recherches, et paraît l'avoir entièrement ignoré. Dans la belle description qu'il
a donnée de l'éléphantiasis, il ne parle en

aucune façon de ces énormes engorgemens des extrémités inférieures, que les modernes ont depuis voulu faire entrer au nombre des symptômes de cette formidable maladie. En voulant en charger le tableau tracé par ce grand maître, on a confondu la complication avec la maladie elle-même, et l'on a défiguré ce chef-d'œuvre de style et d'observation.

Il est vrai que Raymond de Marseille, qui le premier commet cette faute dans son Histoire de l'éléphantiasis, s'appuie de l'autorité d'Archigène, disciple d'Athénée. Il assure que ce médecin fait mention du *gonflement prodigieux* des pieds, dans la description qu'il donne de cette maladie. Le savant écrivain de Marseille, d'ailleurs si sage, est ici dans l'erreur. Archigène garde un profond silence sur ce nouveau symptôme; et pour ne pas opposer à une assertion fausse une assertion dénuée de preuves, voici le passage du médecin grec, tel que Ætius nous l'a conservé.

« Les signes précurseurs de l'éléphantiasis
» sont la paresse, l'embarras et la lenteur de
» la respiration, la difficulté du mouvement,
» la constipation, les urines jumenteuses,
» l'haleine fétide, des rapports continuels
» et très-incommodes, l'inappétance et l'ar-

» deur pour le sexe. Lorsque le mal est arrivé
» à la peau, celle des pomettes et du menton
» est la première à s'épaissir et à se recou-
» vrir d'une rougeur livide. Il paraît sous
» la langue quelques veines variqueuses et
» noires. Le corps se recouvre de petites tu-
» meurs, sur-tout vers le front et le menton,
» et son volume paraît augmenter; d'où il
» résulte une sorte de pesanteur insuportable,
» qui rend les malades incapables de prendre
» aucun plaisir à boire et à manger. Ces mal-
» heureux deviennent pusillanimes, de telle
» sorte qu'ils ne peuvent ni se défaire de la
» vie ni la supporter avec courage ; mais en
» horreur à eux-mêmes, ils fuient les regards
» des hommes, etc. (1) ».

---

(1) *Consequitur eos qui obnoxii futuri sunt malo segnities, spiratio tarda, spirandi difficultas, motus difficilis, assidua constrictio alvi, urinarum veluti sunt jumentorum lotia excretio, respiratio gravis et fœtida, ructus continui, quid etiam ipsis ægris aliquid molestiæ addunt, appetitus non obtusi quidem neque inflammati, impetus in venere intensus. Jam verò ubi ad cutem progressum fuerit malum, malæ primum cratiores fiunt et mentum deinde rubescunt non florido sed livido rubore, et sub linguâ venulæ varicosæ fiunt et nigrescunt....*

Ce qu'on vient de lire, donne la conviction de l'inexactitude du docteur Raymond, et il reste bien prouvé que la maladie qui nous occupe était entièrement inconnue aux médecins de l'ancienne Grèce, puisqu'on n'en trouve pas de traces dans les écrits des plus distingués d'entre eux.

2°.

CHEZ LES LATINS.

Les auteurs latins, quoique plus rapprochés de notre âge, n'offrent rien de plus sa-

---

Per omne corpus eminentiæ apparent, et præsertim juxtà summam frontem ac mentum. Corpus prætereà ipsorum magnum esse videtur et cujusdam intolerabilis gravitatis sensus eis adest, undè neque potu neque cibo admodùm suaviter delectantur. Pusillanimes fiunt ad omnia, neque præ vitæ amore vitam relinquere et contemnere possunt, neque affectionem istam generoso animo perferre. Verum seipsos condemnanies se occultant et notos homines vitant. Quidam porrò ex eis, admodùm eorum qui suffocantur aut strangulantur, maximè circà somnos afficiuntur (*).

(*) *De elephantiasi, ex lib. Archigenis in AEtium , cap. cxx, pag. 810, edit. Lugdun.*

tisfaisant. La plupart de leurs livres ont été perdus comme ceux des Grecs, à l'époque de l'invasion des Barbares. Toutefois, il suffira de ce que nous en possédons, pour nous convaincre que l'objet de nos recherches leur était tout aussi étranger. Cœlius Aurelianus, dont il nous reste un traité intitulé de *Morbis acutis et chronicis*, aurait dû nous fournir, par la nature même du seul de ses ouvrages qui nous soit parvenu, de précieux renseignemens. S'il est vrai qu'il fut Africain, comme on croit le reconnaître à son style et au surnom de Siccencis (1) qu'il porte dans ses écrits, on doit beaucoup regretter d'avoir perdu la description qu'il avait donnée de l'éléphantiasis, puisqu'il serait possible qu'il y eût parlé de la complication qu'on veut ajouter au tableau de cette maladie. Elle aurait, en effet, pu se présenter à son observation, dans une contrée où nous verrons que le mal qui la produit est pour ainsi dire naturalisé. Cependant, on présume par le silence des médecins qui vécurent après lui, qu'il ne connaissait rien de semblable, et nous

---

(1) Sicca était le nom d'une ville de Numidie.

pouvons en juger aussi, par la considération de son chapitre intitulé *de Polysarciá* ou *du trop de chair*, dans lequel il traite de l'embonpoint excessif du corps, et passe sous silence la grosseur partielle de l'une ou de l'autre de ses parties.

On devrait s'attendre, d'après l'étonnante quantité d'ouvrages que nous a laissés Galien, à y trouver des faits ou au moins des discussions capables de fixer notre opinion. Car, malgré qu'il néglige trop souvent la marche simple de l'observation, pour se livrer sans réserve à une dialectique toujours diffuse, et quelquefois embarrassée, s'il a gardé le silence sur notre maladie, nous pouvons en conclure qu'elle n'était pas connue de son tems, et qu'il n'avait aucune idée, ni de son existence isolée, ni de sa complication avec l'éléphantiasis. Il n'est pas douteux qu'un homme d'une aussi vaste érudition, qui a publié des écrits sur tous les sujets que la médecine, la chirurgie et l'art pharmaceutique ont pu lui fournir, n'eût pas manqué de faire mention d'une maladie observée par lui, ou décrite par quelque médecin, son prédécesseur ou son contemporain; et, quant à sa complication avec l'éléphantiasis, ou pour parler un langage plus conforme à nos connaissances , au point où nous en sommes de nos recher- ches; quant à ces engorgemens *prodigieux* que le docteur Raymond affirme être mis [par ce célèbre médecin au nombre des symp- tômes de ce formidable mal , nulle part il n'en est question dans ses ouvrages.

Cette seconde assertion du docteur Ray- mond n'est pas aussi facile à détruire que la première, parce que Galien ne décrit nulle part l'éléphantiasis. Il en parle toujours comme d'un mal connu par ses signes , et seulement pour discourir sur sa nature et sur les re- mèdes qui lui conviennent. Cependant, on peut voir l'idée qu'il s'en formait, dans son chapitre *des causes des Maladies*, clas. 3 , *pag*. 317. Il y passe en revue les causes qui tendent à défigurer nos parties, et il regarde *l'éléphantiasis* et le *tabes* comme entraînant les plus grandes altérations , l'une par une surabondance de matière , l'autre au contraire par un dépérissement excessif. « Car, dit-il , » chez ceux qui sont attaqués de l'éléphan- » tiasis, le nez s'applatit, les lèvres grossis- » sent, les oreilles se déforment, et ces mal- » heureux ressemblent en tout à des satyres. » C'était ici le lieu de parler des énormes tu-

meurs des jambes et des pieds, que les modernes font entrer dans le tableau de cette
maladie, et sur lesquelles l'auteur garde néanmoins le silence.

On peut voir, par les passages déjà cités,
et par la description d'Arétée, que les médecins de l'antiquité ne faisaient pas mention
de la tumeur des pieds dans l'éléphantiasis.
Je dois néanmoins à la vérité de dire que
Celse, qui paraît avoir vécu avant Galien,
quoique l'on ne convienne pas bien de l'é-
poque à laquelle il écrivait, rompt le silence
gardé par tous les autres, et voici ce qu'il
dit à ce sujet : « La peau est inégalement
» épaisse ou amincie, dure ou ramollie, et
» recouverte d'écailles. Le corps maigrit, le
» visage, les jambes et les pieds s'enflent ; et
» lorsque la maladie est ancienne, les doigts
» des pieds et des mains sont recouverts par
» le gonflement (1) ».

Au premier coup-d'œil, cet écrivain ro-
main paraît, dans ce passage, contredire notre assertion ; mais si l'on réfléchit un moment

____

(1) *A. Corn. Cels. medic.*, *cap.* xxv *de elephantiasi in Haller. Tom.* viii *et* ix, *pag.* 186.

sur ces paroles , *le visage, les jambes et les pieds s'enflent*, ne semble-t-il pas évident que, puisqu'il réunit ces trois parties pour leur attribuer le même symptôme, il entend que la tuméfaction n'est pas plus considérable dans l'une que dans l'autre? Et, s'il avait voulu parler de ces engorgemens prodigieux que les modernes connaissent, aurait-il confondu celui du visage avec celui des jambes et des pieds ? Ne se serait-il pas récrié, comme on le fait aujourd'hui, sur ces disproportions qui nous remplissent d'étonnement? A la vérité, dans la phrase qui suit, il fait voir les doigts des mains et des pieds recouverts par la tumeur, quand le mal est invétéré ; mais il faut regarder ce gonflement comme une suite nécessaire de ces ulcères fongueux et tout à-la-fois profonds, tristes produits de cette affreuse maladie, de ces ulcères qui s'élèvent au-dessus les uns des autres, selon l'expression du médecin de Cappadoce, et qui détruisent les parties en les confondant et en leur donnant un aspect hideux et bizarre.

J'insiste sur ce point, parce que, voulant prouver que le mal dont on a vu plus haut les histoires particulières n'était pas connu des

anciens, et ne s'était même jamais présenté
à leur observation, je croirais avoir manqué
mon but si je laissais subsister l'opinion du
docteur Raymond. On ne peut accorder qu'ils
ont vu l'engorgement prodigieux des pieds
dans l'éléphantiasis, sans convenir qu'ils ont
observé ces deux maladies réunies, et sur-
tout qu'ils ont vu la première, si ce n'est
isolée, du moins dans sa complication avec
l'éléphantiasis; en effet, j'ai déjà insinué, et
je prouverai par la suite, qu'elle est toujours
la cause de la grosseur extraordinaire des
membres inférieurs que l'on remarque par
fois chez les éléphantiaques.

3°.

CHEZ LES ARABES.

C'est dans les livres des Arabes que nous
trouvons, pour la première fois, des indices
de ce mal, inconnu avant eux aux nations
européennes ; mais la lumière qu'ils nous
donnent, toute faible qu'elle est, ne luit un
instant que pour se perdre bientôt dans une
profonde obscurité. Le plus ancien de leurs
écrivains, Ebn Mohamet Zacharie Rhazès, qui

florissait en 850, lui a consacré un article sous le nom d'Éléphantiasis. Cette dénomination a été cause d'un grand désordre. On lui doit le mélange incohérent que les modernes ont fait depuis de cette maladie avec le véritable éléphantiasis, que les Grecs nous ont peint avec de si vives couleurs. Les Arabes qui vécurent après Rhazès, quoiqu'ils aient souvent copié cet auteur, altérèrent le texte de cet article. Ils le surchargèrent de tout ce que leur prédécesseur avait écrit sur les varices, et d'une foule de raisonnemens qu'ils empruntèrent de Galien. La confusion qui règne dans leurs vastes et indigestes compilations, ne permet d'y trouver rien de plus positif à ce sujet. Quoi qu'il en soit, les médecins qui vinrent peu de tems après ces derniers, sans doute parce qu'ils étaient plus rapprochés que nous de la source de la vérité, établirent une ligne de démarcation entre l'éléphantiasis de Rhazès ou des Arabes, et celui des Grecs qui est si différent.

Il faut donc faire remonter au neuvième siècle de notre ère, la connaissance de la maladie que nous décrivons. Elle est sans doute beaucoup plus ancienne, et l'on peut inférer

d'un passage de Kæmpfer (1), que les médecins indiens, dont l'antiquité remonte à des
tems fabuleux, l'ont rangée dans la dix-huitième classe de leurs fièvres. Mais le premier
monument qui atteste son existence par la
seule manière de nous la prouver, sa description, se trouve chez les Arabes, et fut
écrite au tems que nous avons marqué. Ce
n'est pas le seul bienfait de ce genre que nous
leur devions; chacun sait que la petite vérole,
la rougeole et plusieurs autres maladies moins
communes, n'avaient pas été observées par
les anciens, ou du moins qu'ils n'ont rien
laissé qui puisse nous le faire croire.

On aura l'occasion de voir dans la suite de
cet ouvrage, la preuve de ce que nous venons d'avancer. La lecture du passage de
Rhazès portera la conviction dans tous les
esprits. D'ailleurs, le simple exposé des faits
doit servir de préjugé en notre faveur; car
personne n'ignore la distinction établie par
les médecins des quatorzième, quinzième et

---

(1) *Amœn. exot. fasc.* 3, *pag.* 58.

seizième siècles entre l'éléphantiasis des Grecs et celui des Arabes. Il reste à prouver l'identité de cette dernière maladie avec la nôtre, pour rendre la conviction complète ; mais ce n'est pas ici le lieu d'entamer une discussion qui trouvera mieux sa place quand nous aurons fait quelques pas de plus.

CHAPITRE III.

On trouve des traces de la maladie dans plusieurs contrées de l'Asie.

ARTICLE Ier.

TURQUIE D'ASIE.

§ 1er.

Détails topographiques.

LA Turquie d'Asie, dont les limites s'étendent depuis la mer Égée ou l'Archipel, jusques aux confins de la Perse, est un pays coupé de hautes montagnes et mêlé de vastes plaines; ces dernières offrent tantôt de riches pâturages aux troupeaux des Turcomans, et tantôt un terrein sablonneux et stérile, suivant qu'elles sont situées au nord ou au midi. Cette diversité du sol donnant à la région qui le présente une telle variété de climat et de température qu'il est impossible de prendre une idée générale de son état physique, bornons-nous à la considérer dans les lieux où la ma-

ladie qui nous occupe paraît régner endémiquement. Négligeant donc les provinces
occidentales et septentrionales sur lesquelles
nous n'avons aucune donnée relative à l'objet de cet ouvrage, passons de suite vers celles
qu'on trouve à l'est et au sud, et qui doivent
nous fournir de précieux indices sur ce sujet.

La Syrie, quoique très-proche de l'Egypte,
en diffère cependant beaucoup, et par la nature du terrein, et par la distribution des
saisons, et par l'intensité de la chaleur. En-
trecoupée de plaines et de montagnes, son
sol est tantôt gras, léger et fécond, tantôt
rude, sec et stérile, suivant qu'il est bas ou
élevé. Il présente quelquefois une apparence
de brique pilée, et d'autres fois une couleur
brune, qui le fait ressembler à l'excellent
terreau de nos jardins. Les pluies d'hiver y
font des boues considérables, et les chaleurs
de l'été l'entrouvrent et le découpent par des
gerçures profondes.

L'ordre des saisons est dans cette province
à-peu-près le même qu'en France. Il y a
cependant des différences essentielles, qui
tiennent à la diversité des sites et des latitudes. Dans les plaines l'hiver est si modéré,
que les orangers, les dattiers, les bananiers

et les autres arbres délicats, végètent en pleine
terre : dès que le soleil revient à l'équateur, on
passe subitement à des chaleurs accablantes
qui ne finissent qu'avec le mois d'octobre. Dans
les pays montueux, au contraire, on éprouve
un froid très-vif, et des chaleurs qui ne passent
jamais vingt-cinq à vingt-six degrés. Ces dispositions variées réunissent sous le même ciel
des climats différens, et rassemblent dans une
enceinte étroite des jouissances que la nat ure
a dispersées ailleurs à de grandes distances.

L'air et l'eau correspondent aussi par leurs
qualités à cette diversité des régions Le premier, dans les pays élevés, est léger, pur et
d'une grande sécheresse ; dans les lieux bas,
il est au contraire humide et pesant. La seconde, lorsqu'elle jaillit des sources, dans
les montagnes, est légère et de bonne qualité, tandis que dans la plaine elle est saumâtre et mal-saine.

La marche des vents a quelque chose de
périodique et d'approprié à chaque saison.
Ils passent successivement du nord-ouest à
l'est, à l'ouest et au sud-ouest : ces deux derniers rumbs amènent les pluies et règnent en
novembre et février. En mars, paraissent les
pernicieux vents du sud, qui entraînent après

eux les épidémies, les maladies mortelles et une sorte de tempête particulière à ces climats, voisins des sables de l'Arabie. Le vent d'est leur succède pour faire place à celui de nord qui s'établit en juin : alors règne aussi, pendant la nuit, sur la côte, un vent local appelé vent de terre, qui ne s'élève qu'après le coucher du soleil, et dure jusqu'à son lever.

Plus au midi, aux confins de la Perse et de l'Arabie, se trouvent les deux provinces les plus méridionales de la Turquie d'Asie, le Kurdistan et l'Irack-Arabi. Le voisinage des déserts, les vastes plaines incultes qu'elles présentent, la sécheresse extrême qu'elles éprouvent la plus grande partie de l'année, semblent donner au soleil plus d'ardeur, aux vents une action plus libre sur les corps : cependant la chaleur y est modérée par les hautes montagnes qui recouvrent une partie de ces contrées, par des courans d'air très-rapides, et par des nuits très-fraîches. Ces provinces subissent à-peu-près les mêmes influences atmosphériques, et nous offrent à-peu-près le même climat et le même sol que les provinces limitrophes de la Perse. Des deux côtés, les plaines ne sont que des déserts arides ; les

vallons formés par les montagnes, que des
sables ardens : des deux côtés, la principale
occupation des habitans est l'arrosement des
terres, pour lequel ils mettent en usage tous
les moyens que l'industrie peut leur suggérer,
afin de tirer parti de la petite quantité d'eau
qui leur a été accordée.

§ 11.

De Rhazès et de son Éléphantiasis.

Au tems de la puissance des Kalifes, l'un
d'eux, Almanzor, qui régnait à Alexandrie,
éleva les murs de Bagdad, surnommée *Ville
de la paix*, au milieu d'une vaste plaine sans
abri contre les vents qui y soufflent avec
violence toute l'année. Almanzor aimait les
sciences et les arts, et savait les encourager :
il appela dans le nouvel asyle qu'il venait de
leur ouvrir, tous les savans qu'il put rassembler. De ce nombre fut le médecin Abubeker Mohamet Rhazès, né à Rei, dans la
province du Chorasan, où il avait la surin-
tendance de l'hôpital. C'était un homme d'un
savoir profond et d'une application infatigable,
connaissant également la philosophie, l'astro-
nomie, la musique et la médecine. Il fut choisi

parmi le grand nombre de médecins qui se trouvaient alors à Bagdad, pour diriger le fameux hôpital de cette ville. Quelques années de sa longue carrière furent employés à faire des voyages, et il renferma dans ses nombreux écrits, les connaissances nouvelles qu'il sut en rapporter.

Les seuls livres qui nous restent de cent trente-six traités qu'il a composés, sont ceux qu'il avait adressés à Almanzor. Il paraît y avoir presque toujours copié les Grecs; mais il a su le faire avec discernement, et si nous le voyons s'en écarter pour peindre ce qui avait échappé à leur observation, c'est toujours en grand maître et d'une manière sûre et digne de sa réputation. On lui reproche, à la vérité, un style dur et concis, et qu'il a sacrifié à cette concision des détails essentiels à la connaissance des maladies : quoi qu'il en soit, il serait injuste de lui refuser la gloire d'avoir donné le premier un traité complet sur les maladies des enfans; d'avoir le premier décrit le spina ventosa, le feu persique, le ver appelé *vena medinensis*, la petite vérole, et cette affection inconnue à ses prédécesseurs, et qu'il a classée dans ses ouvrages à la suite des varices, sous le titre d'éléphantiasis.

« Cette maladie, dit-il, est incurable après
» une longue durée; mais si elle est prise dès
» son commencement et traitée comme elle
» doit l'être, on peut la guérir ou l'empêcher
» de faire des progrès ultérieurs. C'est pour-
» quoi, sitôt que les jambes s'enflent, se cou-
» vrent d'une rougeur foncée; sitôt qu'il pa-
» raît de certaines veines qu'on peut nommer
» variqueuses, il faut avoir recours aux vo-
» mitifs, tenir le malade à la diète et lui faire
» garder le lit. On lâche ensuite le ventre, et
» on administre un second émétique qu'on
» réitère une troisième fois, car cette répé-
» tition est très-salutaire. Le malade doit s'abs-
» tenir de nourritures grossières. Il convient
» d'entourer le membre d'un bandage depuis
» le talon jusqu'au genou ; mais avant, il est
» d'usage d'appliquer des épithèmes préparés
» avec l'aloès, la myrrhe, l'acacia, l'hypo-
» ciste, l'alun et le vinaigre. Il faut aussi pra-
» tiquer une saignée du bras si le cas l'exige, et
» sur-tout dans le commencement, et lorsque
» la maladie est dans son intensité ; que le
» malade ne se tienne debout qu'après avoir
» la jambe exactement bandée, et qu'il ne
» s'abstienne sous aucun prétexte de l'usage
» de l'épithème ; qu'il revienne encore aux
» vomitifs, etc. Cette tumeur est formée par

» le *sang épais* ou *par le phlegme*, dit en-
» core cet auteur, suivant quelques interprètes;
» dans le premier cas, la couleur de la peau
» est brune, et dans le second elle garde sa
» couleur ordinaire (1) ».

---

(1) *Hæc passio . dit-il, postquam mansueta fuerit,
incurabilis est. Cum autem incipit, si ei subveniant,
et ut debet medicata fuerit, aut sanatur aut manet
sic nihil addens. Cum ergo pedis grossities augeri
videtur et color obscurari, venæ quoque quæ vites
vocantur apparere ceperint, æger assiduè cogendus
est vomere et custodiendus à deambulatione nimiâ
et statione, et venter, vomitu præcedente, ex pillulis
majoribus hermodactilis solvendus est, deinde ad
vomitum redeundum post illud. Hoc quoque multo-
ties fieri oportet. Æger prætereà a cibis grossis est
abstinendus, et tibia a calcaneo incipiendo sursum
usque ad genu astringenda. Ante tamen constric-
tionem epithimenda est oleo et myrrha et acacia
et hypoquistides et alumine cum aceto forti disso-
lutis. Ex basilica quoque manus contrariæ partis
minutio facienda est. Neque erectus stet, nisi pes
prius stricte ligatus fuerit, neque epithima ullo mo-
mento dimittat, vomitu quoque frequenter utatur....
Ipsa hujus ægritudinis maximam resolvit partem
aut leviorem reddit (*).*

(*) *Rhazès cum Serapio Averroch.* Edit. Gerg. Frank. 1533.
Rhazès, ad omnes præternat. affect. in quo Gerard. Vesalius,
edit. 1544.

On reconnaît facilement dans ce chapitre, les différens défauts qu'Aly Abbas reproche à Rhazès. Sa manière concise nuit un peu à la clarté de sa description; toutefois il est, ce semble, impossible d'y méconnaître les deux tems principaux de notre maladie, malgré l'infidélité palpable des traductions. Nous voyons, en effet, que dans le principe il y a inflammation locale, apparition de certains vaisseaux comme variqueux, mais que Rhazès distingue des varices par une dénomination particulière; et affection sympathique de l'estomac : car ce ne peut être qu'après avoir remarqué la disposition qui portait les malades à vomir, que le médecin arabe a pu conseiller les émétiques, et insister, comme il le fait, sur leur usage réitéré. Le second tems est cette grosseur énorme et prodigieuse des extrémités inférieures, qui ne change pas la couleur de la peau, à moins qu'il n'y ait complication de varices, et qui ne gêne pas la marche, puisqu'il est permis à ceux qui en sont affectés d'aller et de venir, avec la seule précaution d'avoir la jambe entourée d'un bandage serré.

N'oublions pas de fixer notre attention sur l'état extérieur de la peau. Elle est brune et remplie d'inégalités si le *sang* forme le gonflement, c'est-à-dire si les varices compliquent la maladie; au contraire, elle n'éprouve pas le moindre changement de couleur, reste lisse et unie, si le *phlegme* est la seule cause de la tumeur. Rhazès a gardé le silence sur l'état du tissu cutané, dans le reste de son étendue : n'est-ce pas une preuve que cet organe conserve toute son intégrité ? S'il se fût présenté quelque signe particulier, cet observateur ne l'aurait-il pas relaté dans sa description, quelque concise qu'elle soit ? D'un autre côté, le régime qu'il prescrit, prouve que les fonctions ne sont pas altérées d'une manière sensible : il se contente de défendre au malade l'usage de certaines classes d'alimens.

Il est donc évident qu'il n'est rien dans cette affection, qui puisse la rapprocher de l'éléphantiasis des Grecs. La ressemblance des noms a pu seule par la suite induire en erreur; mais il suffit de la plus légère attention pour apprendre à ne les plus confondre Les Grecs, doués d'une imagination vive, observant pour la première fois la maladie décrite par Arétée, durent être frappés de la voir s'élever au-dessus des autres avec une

si affreuse disproportion ; pour exprimer l'é-
tonnement dont ils furent saisis à son aspect, ils la nommèrent *éléphantiasis*, la
comparant, d'une manière tout-à-fait poé-
tique, au plus grand, au plus fort, au plus
extraordinaire des animaux connus. Au lieu
qu'ici, la même dénomination ne paraît avoir
été déterminée que par une ressemblance ma-
térielle des formes. La couleur et les altérations de la peau, n'ont même exercé sur le
choix de ce mot aucune influence, puisque
Rhazès n'avait remarqué d'autre changement
qu'une teinte brune, lorsque le *sang épais*
se mêlait au *phlegme*.

Nous insistons sur cet objet, parce qu'il est
bon de fixer irrévocablement cette vérité,
que *l'éléphantiasis des Grecs diffère en tout
de celui des Arabes.* Car, de même que le premier doit servir de type pour le véritable éléphantiasis, de même celui de Rhazès, qui
ne porte ce nom que par une sorte d'usur-
pation, est pour nous le premier indice qui
nous ait été transmis, de l'existence d'une maladie qui a été de nos jours ou méconnue ou
jugée d'une origine plus moderne.

Que l'Irack-Arabi, la Syrie et les provinces voisines soient en proie à cette affection endémique, c'est une vérité mise hors

de doute par les ouvrages de Rhazès qui les habitait et y avait pris naissance, et confirmée tous les jours par les relations des voyageurs modernes : Maundrell et quelques autres nous décrivent l'éléphantiasis des Grecs très-répandu dans ces contrées, presque toujours avec la complication de ces énormes tumeurs dont nous connaissons maintenant l'origine.

Quittons la Turquie et ses provinces, pour passer dans l'extrémité méridionale de l'Asie, et recherchons si cette contrée nous offrira quelque chose de semblable à ce que nous venons d'observer.

ARTICLE II.

CÔTE DU MALABAR, ISLE DE CEILAN, JAPON.

§ 111.

Détails topographiques.

La péninsule qui forme une des pointes méridionales du vaste continent de l'Asie, est divisée dans sa longueur par une chaîne de montagnes qui se dirigent du nord vers le sud, et viennent aboutir au cap Comorin. Sur l'un des côtés, à l'orient, est le Coromandel, et sur l'autre est le Malabar. Cette côte occidentale passe pour le plus beau pays qui soit en deçà du Gange. On y voit une infinité de villes riches et commerçantes. Des bois considérables offrent à ses habitans un abri contre les ardeurs du soleil. Des touffes de cocotiers toujours chargés de fruits, de hauts palmiers répandus çà et là dans la campagne, des champs de riz, de nombreux pâturages, des prairies arrosées par une eau courante et limpide, des rivières, à la vérité peu profondes, des torrens qui se précipitent des montagnes, un ciel pur et serein pendant une grande partie de l'année, semblent ne devoir rien laisser à desirer, ni pour l'agrément du coup-d'œil, ni pour les besoins de la vie, ni pour le maintien de la santé. Les vents de nord, d'est et de nord-ouest y règnent presque continuellement : un vent périodique y souffle aussi depuis le mois de septembre jusqu'au mois d'avril. C'est un vent de terre venant de l'orient, qui commence ordinairement à minuit et finit à midi. Il s'élève ensuite un vent de mer qui est faible, et vient de l'occident. La chaleur y est constante et très-forte ; elle y favorise une végétation vigoureuse pendant toute l'année, et deviendrait excessive depuis le mois d'avril jusqu'au mois de septembre, si des pluies ne tombaient chaque jour en abondance, pendant cette saison, que l'on appelle la saison pluvieuse. Les maladies deviennent alors beaucoup plus fréquentes. Des épidémies meurtrières ravagent la contrée. Les fièvres prennent un mauvais caractère, et les dyssenteries sont presque toujours mortelles. C'est sur les Européens que ces fléaux s'attachent de préférence : ceux qui ne sont pas acclimatés, échappent difficilement à ce danger. La nature des vents vient encore ajouter à cette maligne influence. Ces vents, lorsque le soleil n'est plus enveloppé de nuages, que le tems s'est rasséréné, et qu'ils sont le phénomène le plus remarquable de l'atmosphère, ayant une durée fixe pendant toute l'année, ne doivent-ils pas produire sur les individus soumis à leur action, des effets qui persistent autant que leur cause elle-même? Cette considération ne doit pas échapper dans l'histoire des maladies endémiques.

Les Européens ont fait de nombreux établissemens sur la côte de Malabar ; mais les Anglais et les Hollandais possèdent sans contredit les plus considérables. Cochin, capitale du royaume de ce nom, appartient aux

Hollandais. Elle est située à l'extrémité de la péninsule à 95° 15′ de long., et 10° de lat. sur une langue de terre qui est environnée par un bras de mer où se déchargent plusieurs fleuves. Comme elle se trouve avoisinée de bois et de marécages, dans la saison humide, les pluies faisant descendre des torrens des montagnes, accumulent autour d'elle des eaux sales et bourbeuses. Le port est alors inabordable, et il ne peut en sortir aucun vaisseau, parce que les vents sont tellement impétueux, que les bâtimens ne peuvent pas tenir à la mer. D'ailleurs, le vent d'ouest, qui souffle avec fureur, amène à l'embouchure du fleuve Cochin une si grande quantité de sable, qu'il est impossible aux navires et même aux barques d'y entrer pendant six mois de l'année; mais les vents d'est, qui durent pendant les six autres mois, repoussent le sable dans la mer, et rendent libre l'entrée de la rivière.

§ IV.

Du pérical et de l'andrùm, nommés par Kœmpfer pédarthrocace et hydrocèle endémique.

Sous l'influence des phénomènes atmosphériques dont on vient de tracer le tableau, règne endémiquement la maladie qui fait le sujet de cet ouvrage. Les hommes paraissent y être plus exposés que les femmes; elle est très-fréquente parmi eux, et se porte très-souvent sur le scrotum. Les naturels n'ont pas saisi l'analogie qui existe entre leur *andrùm* ou hydrocèle endémique, et leur *pérical* ou pied fébricitant. Kæmpfer, qui nous a conservé la description de l'une et de l'autre de ces affections dans les *Amœnitates exoticæ*, a suivi l'opinion du vulgaire : il a fait deux articles séparés pour traiter de la même maladie, qui occupe à la vérité des siéges différens, mais qui a reçu des noms qui ne se ressemblent pas. Nous allons d'abord procéder comme lui, nous réservant d'examiner par la suite s'il n'est pas à propos de confondre ce qu'il a désuni.

L'andrùm (1) ou hydrocèle endémique, commence par un érysipèle au scrotum. Cet érysipèle se reproduit tous les mois à la nouvelle lune : il laisse après lui une tuméfaction causée par l'épanchement d'une matière

---

(1) Kæmpfer, *Amœnit. exotic. pag.* 557, *fasc.* 3, *Observ.* VIII.

séreuse, dont la quantité augmentant de jour
en jour, distend la partie au point qu'il faut
lui donner issue par des ponctions ou des scari-
fications : on trouve cette liqueur tenue, limpide,
quelquefois très-visqueuse, toujours roussâtre,
et différant d'ailleurs dans ses qualités, suivant
les tempéramens. Cette maladie attaque les indigènes et les Européens : il suffit d'un séjour
de quelques années pour y être sujet. Elle est
incurable pour les habitans, sans être dangereuse, ni même très-incommode ; toutefois,
il arrive assez souvent que le testicule s'affecte
et devient squirreux. Si l'on change de climat, la tumeur diminue insensiblement, et
finit par disparaître petit à petit, à moins
qu'elle ne soit compliquée de sarcocèle, mal
contre lequel il n'y a point de remède.

Les habitans attribuent cette maladie à la
qualité mal-saine des eaux, qu'ils prétendent
contenir un sel muriatique et corrosif. Ils sont
dans l'opinion qu'ils pourraient la prévenir en
filtrant à travers le sable celles qu'ils destinent
à leur usage. On emploie ce moyen à Man-
gate, ville située plus au nord dans les montagnes, et l'on croit, sans beaucoup de fondement, qu'il réussit quelquefois à Cochin.
Kæmpfer pense avec plus de raison qu'elle

pourrait être l'effet d'un vent très-vif et très-pénétrant qui souffle des montagnes, et devient très-sensible pendant la nuit. Ce vent s'insinue de toutes parts dans les maisons, par une multitude de petites ouvertures qu'on y pratique pour renouveler l'air et tenir lieu de fenêtres. Il y frappe sur des corps dont les pores sont distendus par les chaleurs excessives du climat, et les pénètre d'autant plus facilement qu'ils agissent pendant le sommeil. Il n'est pas rare de les voir exaspérer les maladies, et produire des symptômes convulsifs qu'on prendrait en Europe pour les avant-coureurs de la mort, et qui, dans ce pays, disparaissent le lendemain avec la cause qui les avait produits.

Le *pérical* (1), ou pied fébricitant, est très-fréquent parmi les habitans de Cochin. Il attaque les jeunes gens de préférence aux hommes faits, et ceux-ci de préférence aux vieillards. C'est une opinion reçue que les chrétiens, parmi lesquels il est très-répandu,

---

(1) Kæmpfer, *Amœnit. exotic.*, *pag.* 561, *fasc.* 5. *Observat.* VIII.

l'apportèrent du Coromandel, lorsque, pour fuir la persécution, ils franchirent les hautes montagnes qui le séparent du Malabar. D'ailleurs, les naturels superstitieux de l'Inde débitent des fables ridicules sur son origine. Ce mal se porte sur l'une ou l'autre des extrémités inférieures, rarement sur les deux, et toujours sur la partie la plus basse. Chaque mois on éprouve une inflammation *phlegmoneuse* qui se dissipe au bout de quelques jours, et laisse un gonflement qui dégénère de telle sorte que le membre devient d'un volume triple, quadruple et même beaucoup plus considérable. Il est inégal, œdémateux, dur, d'un aspect squirreux, et quelquefois présentant des ulcères qui laissent échapper une humeur de nature séreuse. La tumeur s'étend le plus souvent jusqu'aux orteils, monte rarement au-dessus du mollet, et n'affecte jamais le genou. On l'observe quelquefois sur la cuisse, qui peut aussi n'être qu'infiltrée par la matière qui regorge du scrotum, dans les individus qui ont déjà été affectés de l'hydrocèle endémique. Quoique l'engorgement soit dur et d'un aspect brunâtre et difforme, il ne tombe jamais en gangrène et n'est point dangereux. Il n'est douloureux qu'à l'époque de l'inflammation périodique, et ne fait éprouver d'incommodité que par son poids. Lorsqu'il est invétéré, il s'y établit de petits ulcères qui le rendent plus désagréable. On est étonné de voir les mercenaires qui sont atteints de ce mal, porter de lourds fardeaux, ou grimper sur les palmiers les plus élevés, avec la même agilité que s'ils n'étaient pas affligés de ce poids incommode.

Les habitans du Malabar accusent encore leurs sources d'être la cause de cette infirmité ; elles fournissent, disent-ils, une eau chargée abondamment d'un sel âcre et nitreux. Le royaume de Cochin étant le lieu où cette maladie est le plus universellement répandue, les sources et les eaux de ce pays sont, pour cette raison, les plus mal renommées de la côte.

Kæmpfer, qui nous transmet ces deux descriptions, ajoute qu'il a vu régner endémiquement la même maladie, dans plusieurs cantons de l'île de Ceilan, et dans une province du Japon, de tous les pays de l'univers le plus rempli de volcans, et le plus sujet aux orages et aux tremblemens de terre. Les habitans de ce dernier pays sont particulièrement affligés d'une colique endémique dont il nous semble convenable de placer ici l'histoire.

§ V.

Colique du Japon, produisant des tumeurs aux grandes levres, à la marge de l'anus, et dans le scrotum.

Les Japonais la nomment *Senki* : elle est si commune parmi eux, qu'il est rare que sur dix adultes il s'en trouve un qui ne l'ait pas éprouvée quelquefois. Elle attaque un étranger après un court séjour. Le nom de *Senki* ne lui vient pas des douleurs qu'elle cause dans le ventre, mais du spasme qu'elle excite dans l'aine. Les muscles abdominaux en souffrent beaucoup; elle produit un sentiment de suffocation par la tension qu'elle fait éprouver , depuis la région du pubis jusqu'aux fausses côtes et à l'appendice sternale (*cartilage xiphoïde*) ; enfin elle a quelquefois des suites funestes. Après qu'elle est dissipée, on voit paraître des tumeurs çà et là sur le corps : dans les hommes elle produit un engorgement prodigieux des bourses; chez les femmes elle forme aux grandes lèvres un amas considérable d'une sorte de gros tubercules ou ficus. Ces tumeurs du scrotum et du vagin sont endémiques au Japon, et peuvent avoir lieu sans être le produit de la *colique.*

§ VI.

Comparaison de ces maladies avec celle qui fait l'objet de cet écrit.

N'est-on pas frappé de l'analogie qui semble, au premier coup-d'œil, exister entre ces maladies? On les rapproche aussi facilement de celle qui fait l'objet de cet ouvrage; mais si nous voulons comparer avec quelque attention les symptômes propres à chacune d'elles, ne parviendrons-nous pas à leur trouver une parfaite identité?

L'andrùm, ou hydrocèle endémique, se manifeste d'abord par un érysipèle au scrotum; les signes de l'érysipèle sont des lassitudes spontanées, le frisson suivi de chaleur, des nausées, ect., et c'est ainsi que nous avons vu débuter ces engorgemens du scrotum dont on peut trouver des exemples à la page 76; l'humeur qui s'accumule à chaque accès, est limpide, visqueuse, roussâtre, en un mot de la même nature que celle épanchée dans l'observation VI; les accès de *l'andrùm* ont, comme ceux qu'éprouvent M. W. et M. R., des retours plus ou moins fréquens, et qui seulement paraissent plus réguliers, si l'on doit en croire Kæmpfer; enfin, le gonflement qui en résulte, est, de même que ceux qui nous servent d'objet de comparaison, incurable sous l'influence du climat qui l'a fait naître.

Il en est ainsi du phlegmon qui signale l'invasion du *pérical.* On sait que les symptômes fébriles qui l'accompagnent ordinairement, sont à-peu-près ceux de l'érysipèle. Il faut même qu'ils soient ici beaucoup plus sensibles, puisque les médecins gymnosophistes ont cru devoir ranger cette maladie au nombre de leurs pyrexies. Cela nous prouve que, malgré le silence de Kæmpfer, il existe dans ce cas une fièvre bien plus forte que dans les phlegmasies de la peau qui portent le nom de phlegmon. Le gonflement qui suit chaque accès, et augmente à mesure qu'ils se renouvellent, est encore parfaitement semblable à celui que nous ont offert madame Bastien ou Daniel Massiah. De même que sur ce dernier, il ne monte pas plus haut que le genou; comme chez tous les deux, il n'incommode que par son poids, il est inégal, dur, d'un volume énorme et d'un aspect squirreux. Enfin, la santé n'éprouvant aucune altération dans l'intervalle des accès, l'identité de ces deux maladies est rendue complète. A la vérité, il est très-vague de dire que le pérical ou l'*andrùm* commencent par un érysipèle ou un phlegmon, sans faire mention des signes particuliers que présentent les vaisseaux lymphatiques sur la partie affectée ; mais pour peu qu'on eût été à portée d'en juger par soi-même, on conviendrait sans peine qu'il était très-facile à un médecin privé des lumières qui ont depuis éclairé l'anatomie de ce système, de prendre les bosselures qui forment une espèce de corde dure et noueuse le long du trajet de ces vaisseaux, pour un amas de petites phlyctènes, comme il en arrive souvent dans l'érysipèle.

Il suit de ce qui précède, que l'*andrùm*, le pérical, la maladie de MM. W. et R., celle de Daniel Massiah et de madame Bastien, ne sont qu'une seule et même maladie, qui reçoit quelques variétés de la position qu'elle occupe, et du climat où on la rencontre.

Voyons si la colique du Japon se rangera avec la même facilité sous les lois de l'analogie, ou plutôt si nous parviendrons à établir son identité, comme nous l'avons fait pour les affections précédentes. D'abord, nous ne trouvons plus ni érysipèle, ni phlegmon, et par conséquent nous ne pouvons pas supposer de fièvre, quoiqu'il soit très-probable qu'elle ait souvent lieu ; mais si ce premier signe nous manque, les douleurs de l'aine que nous observons, ne nous rappellent-elles pas celles qui existaient dans la plupart des observations citées dans le chapitre premier ? Cette roideur, cette contraction des membres, symptômes presque toujours constans dans les maladies que nous y avons rapportées, ne se manifestent-elles pas ici sur le ventre, par l'oppression qui en résulte ? La douleur et l'inflammation que produit le *Senki*, au lieu d'être profondes, comme il arrive dans les véritables coliques, ne sont-elles pas superficielles, puisque Kæmpfer dit que les muscles abdominaux paraissent souffrir beaucoup ? Enfin, les tumeurs qui en sont le résultat et le fluide qui découle par fois de ces tumeurs, ne fournissent-ils pas une preuve convaincante que cette maladie a la même cause et le même siége que la colique de la femme Bastien, et par conséquent qu'elle est la même que l'*andrùm* et le périval, qu'une foule de circonstances locales peuvent déterminer à se porter sur l'une ou l'autre de nos parties?

Il est impossible de pousser plus loin nos recherches dans l'Asie ; nous ne trouvons plus de guide qui puisse nous conduire sans nous égarer. Les voyageurs n'ont inséré dans leurs relations que des faits étrangers à l'objet de cet ouvrage ; la lecture de leurs journaux, très-utiles sous plusieurs rapports, offre rarement quelque chose d'intéressant pour notre art, et qui puisse nous servir dans nos méditations. Depuis l'impulsion donnée dans le siècle dernier, on a vu plus souvent des hommes courageux, tout-à-la-fois médecins et naturalistes, franchir les mers pour aller observer une nature sauvage, et rapporter dans leur patrie des plantes et des animaux d'une espèce inconnue, et des connaissances précieuses concernant l'influence des climats sur l'économie animale. Cette impulsion nouvelle promet pour l'avenir des résultats d'un intérêt qu'on ne saurait trop apprécier. Le grand

nombre et la richesse de ceux qu'a recueillis
en peu de tems l'infatigable et l'ingénieux
M. Péron, malgré les contrariétés sans cesse
renaissantes qui ont entravé ses opérations,
nous font juger de quelle importance doivent être désormais de pareilles excursions.

CHAPITRE IV.

L'Afrique n'est pas exempte de la maladie ; plusieurs médecins l'ont observée en Egypte.

§ Iᵉʳ.

DÉTAILS TOPOGRAPHIQUES.

A L'ORIENT du grand désert de Barca, sur les bords de la Méditerranée, au nord de l'Abyssinie et de la Haute Ethiopie, se trouve l'ancienne patrie des sciences et des arts, l'Egypte, qui tient à l'Asie par l'isthme de Suez, et se trouve bornée du même côté par la mer Rouge. Il n'est pas de contrée plus propre à faire naître et le regret et la pitié : par-tout des ruines attestent son ancienne splendeur : par-tout de chétives habitations témoignent son esclavage et sa misère.

Le tropique du cancer qui l'avoisine, le niveau de la terre peu élevé au-dessus de la mer, les sables brûlans qui lui servent de limites à l'occident et au midi, donnent à son climat une chaleur excessive, et à certains vents qui soufflent par fois une ardeur meurtrière. On n'y peut aisément distinguer que deux saisons, le printems ou celle des fraîcheurs, qui est la plus courte, et l'été qui est d'une bien plus longue durée (1). Toutefois, Prosper Alpin divise l'année en quatre parties, à la vérité fort inégales. Selon lui, janvier et février appartiennent au printems, l'été se trouve ensuite de mars à la fin d'août, et l'automne vient de septembre en octobre, pour faire place à l'hiver qui la termine (2). Quoi qu'il en soit, dans les trois premiers mois de l'été, la température est extrême, inégale et inconstante. C'est l'époque où les épidémies règnent avec le plus d'intensité; où les maladies deviennent mortelles, les ophthalmies fréquentes, opiniâtres, et suivies de fâcheuses conséquences. Le reste de la saison est moins variable et plus salutaire. Pendant tout son cours, l'air est embrâsé, le ciel est d'un azur très-prononcé, le soleil est étincelant, et son ardeur accablante pour celui qui n'y est pas habitué. Peu-à-peu, l'éloignement

____

(1) Voyage en Egypte, par M. Volney.
(2) Prosper Alpin, *de Medecinâ Ægyptiorum.*

de cet astre, les vapeurs de la terre imbibée par le Nil, celles qu'apportent les vents d'ouest et de nord, tempèrent le feu répandu dans l'atmosphère, et procurent une agréable fraîcheur. Dans ce passage, les jours contrastent singulièrement avec les nuits : depuis six heures du matin jusqu'à deux heures de l'après-midi, l'air est brûlant, et le froid s'annonce ensuite, et devient très-piquant à minuit ou environ. Le lendemain, avant le jour, il s'élève un brouillard épais qui pénètre ceux qui s'y exposent, mouille les vêtemens, et ne se dissipe entièrement que deux heures après le lever du soleil. C'est encore vers ce tems, c'est-à-dire vers le mois de novembre, que tombent les rosées qui tiennent lieu des pluies dont la Haute-Egypte est entièrement privée, ou qui du moins y sont extrêmement rares. Sur les bords de la mer elles sont plus abondantes, en même tems que les pluies sont plus communes, d'où il résulte moins de sécheresse et de chaleur dans ces parties basses et maritimes.

Chaque année, le Nil, par ses débordemens, vient porter la fertilité dans une terre aride, que les pluies n'arrosent et ne rafraîchissent jamais. Ce phénomène se renouvelle avec tant de régularité, qu'il a été l'admiration des siècles. Il a rendu le fleuve qui le présente l'objet de la vénération des anciens Egyptiens, qui dans leurs cérémonies le conjuraient de ne pas les priver de ses retours bienfaisans et périodiques. On ne peut douter que le respect qu'il inspirait ne soit dû tout entier à son utilité, car son aspect n'offre rien de beau ni d'imposant. Il est continuellement trouble et fangeux ; pendant la moitié de l'année on ne peut boire ses eaux qu'en les laissant déposer. Quelque tems avant l'inondation, réduites à une petite profondeur, elles s'échauffent dans leur lit, deviennent verdâtres, fétides, remplies de vers, et l'on est obligé d'avoir recours à celles qu'on a reçues et conservées dans des citernes. Par un séjour de trois mois sur la terre, ce fleuve l'imbibe d'une somme d'eau capable de lui suffire pour le reste de l'année ; les marécages qu'il laisse après s'être retiré, croupissent long-tems avant que les eaux soient entièrement évaporées, ce qui pourrait faire croire que l'Egypte est mal-saine pendant leur séjour : mais il n'en est ainsi que sous l'influence des vents du sud ; autrement, dans le reste de l'année, la sécheresse habituelle de l'air la préserve des mauvais effets que produisent les exhalaisons des marais, favorisées par la chaleur humide : cette siccité est telle, que les viandes exposées, même en été, au vent du nord, au lieu de se putréfier, se dessèchent et se durcissent comme du bois.

Le vent du nord souffle seul régulièrement tous les ans, depuis avril jusqu'en juillet. Il souffle ensuite tantôt avec l'est, tantôt avec l'ouest ; mais il est le plus constant comme le plus salutaire : il rafraîchit l'air et rend la chaleur de l'été supportable. Les vents du midi, au contraire, l'échauffent et produisent quelquefois un effet suffocant. Ces derniers, qui sont toujours pernicieux, ne soufflent que dans la partie de l'été que nous avons signalée comme la plus funeste. On ne voit pas dans l'Egypte, ainsi que dans les Indes, de ces ouragans qui renversent et dévastent tout ce qu'ils rencontrent : un fléau d'une autre espèce vient frapper de tems en tems sur ses habitans. C'est un vent de sud d'une telle chaleur, qu'on peut la comparer à celle que fait éprouver la bouche d'une fournaise ardente. Lorsqu'il commence à souffler, tout prend un aspect inquiétant ; le ciel devient trouble et comme nébuleux ; le soleil perd son éclat et n'offre plus qu'un disque violacé; l'atmosphère est chargée d'une poussière très-déliée et très-pénétrante. Les hommes et les animaux le reconnaissent promptement aux changemens qu'ils éprouvent : la respiration devient courte, laborieuse, la peau se crispe, la transpiration s'arrête, et l'on est dévoré d'une chaleur intense. On cherche en vain la fraîcheur ; malgré que le soleil soit voilé, le marbre, le fer, l'eau, tout ce qui a coutume de la communiquer, est considérablement échauffé; les hommes se cachent dans leurs demeures les plus souterraines ; les chameaux plongent de tems en tems leur museau dans le sable, pour éviter la suffocation. Malheur au voyageur qui est surpris, éloigné de tout asyle : il est frappé de mort, et son cadavre reste sur la terre, aussi chaud que pendant la vie : on voit le sang ruisseler de sa bouche et de ses narines; il prend sur-le-champ une teinte brunâtre; il se gonfle, et ses chairs n'ont plus aucune consistance. Cette espèce de tempête dure au plus trois jours : si elle se prolongeait, elle serait insupportable, mais le plus souvent elle se dissipe en vingt-quatre ou quarante-huit heures, quelquefois même elle n'en dure que trois ou quatre ;

et bientôt elle est remplacée par un vent d'est agréable et rafraîchissant, ou par un orage et quelques gouttes de pluie (1).

§ 11.

L'éléphantiasis des Arabes observé en Egypte par Prosper Alpin et les médecins français de l'armée d'Orient.

Après nous être fait une idée juste du climat de l'Egypte, ouvrons les livres des médecins qui l'ont visité, et cette lecture nous apprendra que notre maladie est le triste partage de l'Afrique, aussi bien que de l'Asie, où nous l'avons observée dans le chapitre précédent.

Rhazès, dans ses voyages, n'avait pas manqué de parcourir cette partie de l'empire des Kalifes. Il y avait sans doute trouvé la maladie qu'il nomme *éléphantiasis*, très-répandue ainsi que dans sa patrie ; aussi voit-on qu'il n'en parle pas avec étonnement, et qu'il ne la croit pas exclusivement bornée dans le pays qui l'avait vu naître.

Prosper Alpin, dans son excellent ouvrage

____

(1) Voyage en Egypte, par M. le sénateur Volney.

sur la Médecine des Egyptiens , n'a pas manqué d'en faire mention , et voici dans quels termes il en parle :

« Il règne encore, dit-il, un éléphantiasis
» bien différent de celui qui vient de nous
» occuper. Les pieds de ceux qui en sont at-
» taqués, sont déformés par de grosses tu-
» meurs très-dures, qui leur donnent de la
» ressemblance avec les pieds des éléphans,
» en les confondant avec les jambes par leur
» masse énorme. Ce mal informe est sans
» douleur, mais il gêne beaucoup la marche.
» J'ai vu plusieurs des infortunés qui le por-
» tent, se traîner difficilement et d'un pas
» très-ralenti. Les habitans du Caire y sont
» très-sujets à cause de leur mauvaise ma-
» nière de vivre, et sur - tout à cause de la
» grande consommation qu'ils font de pois-
» sons péchés dans le Nil ou dans des eaux
» stagnantes; cette nourriture oléagineuse en-
» gendre une grande quantité de pituite
» épaisse et lente, qui tombant vers le bas,
» produit des tumeurs œdémateuses et squir-
» reuses aux pieds, aussi bien que des her-
» nies charnues » (1).

---

(1) *Vagatur et altera elephantiasis., ut nuper*

On s'apperçoit par les derniers mots de ce passage, que Prosper Alpin nomme des *hernies charnues* les tuméfactions du scrotum qui accompagnent ici l'engorgement des pieds, comme font les *hydrocèles* au Malabar et au Japon. Il est facile de saisir au premier coup-d'œil l'analogie qui rapproche des maladies qu'on voit cependant appartenir également à des pays séparés par de grandes distances.

Une tumeur monstrueuse, dure, inégale, d'un aspect squirreux et sans douleur, dont

---

dictum est, quâ correpti, pedes magnis duris tumoribus tumidos magnos atque deformes habent, elephantium maxime similes, cruribus tumefactis etiam conjunctos ; quibus tamen æger nihil doloris sentit, sed ad deambulandum ineptus redditur. Multos vidi ipsorum qui ipsi pedibus calceorum loco ligneis capsulis indutis incedebant passu lentissimo ac difficillimo. Hoc morbo multi Cayri cernuntur ex malo victu, quem affectant, scilicet ex piscium Nili ac multorum lacuum stagnantium semiputridorumque aquarum et colocassiæ radicum, banniæ melachiæ oleorum usu, quo multam pituitam crassam lentamque gignunt, quæ ad pedes defluxa illos schirrosos œdématososque tumores pedibus creat, non minusque multas hernias carnosas (*).

(*) Prosper Alpin, pag. 56.

le poids devient quelquefois si excessif, qu'il surpasse celui du corps, et qu'on devient incapable de la traîner, tout cela ne prouve-t-il pas que Prosper Alpin a eu sous les yeux la même maladie que Kæmpfer (1) ? Le nom *d'éléphantiasis* qu'il met en usage, nous fait assez voir qu'il connaissait parfaitement l'acception que ce mot avait reçu des Arabes, et sur-tout de Rhazès, leur meilleur observateur. Sans doute il nous manque quelques renseignemens sur l'invasion de ces tumeurs extraordinaires; mais nous sommes déjà trop avancés pour que ce défaut puisse nous faire rejeter une opinion qui doit acquérir de nouvelles preuves à chaque pas que nous allons faire.

Tous les Egyptiens sont également sujets à l'éléphantiasis, soit qu'ils habitent dans le voisinage des déserts, au milieu d'une atmosphère sèche et sur un sol aride et avide de pluie, soit que vivant sur les plages les plus humides, ils reçoivent des influences en apparence contraires. Ce mal les attaque en si grand nombre, que les médecins français qui

_____

(1) Voyez le chapitre précédent, page 114.

ont suivi l'armée d'Orient en ont été frappés
dans tous les lieux qu'ils ont visités. A Syouth,
dans la Haute Egypte, M. Cerisoles a vu les
malades exposés dans les rues ou devant les
mosquées : ils y étalent le spectacle dégoûtant des maladies du système absorbant
et de la peau, de celles sur-tout qui forment
la classe nombreuse désignée par les noso-
logistes sous le titre de cachexies. Il a remarqué dans le haut Saïd des *hernies* de toutes
les formes et d'un volume considérable,
sans qu'on ait jamais songé à les maintenir.
M. Savaresi a observé dans la ville de Da-
miette, que les hommes qui ont atteint l'âge
de virilité, sont attaqués d'*hydrocèles* ou de
hernies. M. Frank a vu fréquemment à Ro-
sette une tuméfaction monstrueuse des extrémités inférieures ; et les affections externes les
plus communes à Alexandrie, sont, après l'ophthalmie, l'enflure œdémateuse de ces mêmes
extrémités, des *hernies* de toute espèce,
des *sarcocèles*, etc, selon M. Salze, autre
médecin ordinaire de l'armée d'orient (1).

---

(1) Histoire médicale de l'armée d'Orient, par
M. Desgenettes.

Cette maladie a fixé plus particulièrement l'attention du chirurgien en chef, M. Larrey. Il a jugé qu'elle tenait du caractère des maladies lymphatiques, et qu'elle attaquait spécialement la peau et le tissu cellulaire des membres abdominaux, qui prennent un volume monstrueux et des formes si hideuses, qu'on les a comparées aux pieds d'un éléphant. Elle diffère de la lèpre sous beaucoup de rapports; cependant, dit cet auteur, elle commence, comme elle, par une lassitude générale, une faiblesse dans les extrémités inférieures et une difficulté dans leurs mouvemens. La plante des pieds est très sensible, et à la moindre locomotion, les malades ressentent de vives douleurs dans le trajet des os; ils éprouvent du dégoût et du mal-aise; le tissu cellulaire et la peau s'infiltrent; la jambe et le pied se couvrent de petits boutons miliaires séparés; il se forme des gerçures au-dessus desquelles s'élèvent des croûtes jaunâtres, épaisses et inégales; la peau devient marbrée par le grand nombre de petites veines variqueuses qui se développent dans son tissu; le membre grossit graduellement, et acquiert une telle densité, qu'en le comprimant on éprouve une forte résistance;

le doigt n'y laisse pas d'impression comme dans l'œdématie, dont cette maladie diffère d'ailleurs par la sensibilité qu'elle conserve ; la peau des pieds et des jambes acquiert une épaisseur considérable ; le tissu cellulaire sous-cutané se durcit comme du lard ; celui qui est entre les muscles, éprouve le même effet, comprime leurs fibres, et affaiblit leurs contractions : le mouvement et la sensibilité s'éteignent peu-à-peu par cette cause ; et lorsque la maladie est portée à un très-haut degré, ou plutôt lorsqu'elle est très-invétérée, les pieds et les jambes sont devenus des masses informes, pesantes et comme paralytiques ; d'ailleurs, les fonctions naturelles ne sont presque pas dérangées, ou même ne le sont point du tout, et l'on peut vivre avec cette infirmité jusqu'à la décrépitude (1).

Le tableau de l'éléphantiasis que nous venons de tracer d'après M. Larrey, pourrait servir de développement au chapitre de Rhazès. Il est évident que les maladies décrites par ces deux auteurs, présentent les mêmes

---

(1) Relation historique et chirurgicale de l'Expédition d'Egypte, par M. Larrey.

caractères, et se ressemblent aussi bien par leur nature, que par le nom qu'elles portent. L'analogie ne doit-elle donc pas s'étendre jusqu'à l'affection que présente madame Bastien? Il faut avouer, cependant, que l'invasion décrite par le chirurgien français n'est pas tout-à-fait d'accord avec ce que nous avons relaté dans nos histoires particulières. Mais, s'il nous est permis de le dire, cette lassitude générale, cette faiblesse des extrémités inférieures, cette difficulté dans leurs mouvemens, cette sensibilité dans la plante des pieds, cette douleur dans les os, ce dégoût, ce mal-aise, ne sont-ils pas notre frisson, notre vomissement, notre douleur à la malléole et le long du trajet des vaisseaux lymphatiques, notre contraction des membres, que les difficultés d'une langue étrangère et des signes mal interprêtés auront fait méconnaître? En effet, n'est-il pas probable que par le concours de ces deux circonstances, M. Larrey aura pu facilement se trouver induit en erreur sur les véritables symptômes qui marquent l'invasion de ces tumeurs monstrueuses?

Quoiqu'il ait parfaitement senti que les deux éléphantiasis, c'est-à-dire celui des Grecs et celui des Arabes, n'ont entre eux aucune ressemblance, il a néanmoins compris dans la description de ce dernier des signes qui appartiennent au premier. L'épaississement des lèvres, l'haleine fétide, etc., peuvent bien tenir à une complication des deux maladies, sans être des signes pathognomoniques de toutes les deux, et il est surtout impossible qu'ils servent à caractériser celle de Rhazès, qui ne les présente jamais. Au reste, il n'est pas étonnant que cette inexactitude lui ait échappé, dans un pays où ces deux affections du système lymphatique sont presque toujours confondues.

Nous avons jusqu'ici démontré qu'il existe en Afrique, de même qu'en Asie, de ces pieds monstrueux que les Malabares nomment *pérical*; nous savons encore qu'au lieu de *l'andrùm* ou hydrocèle endémique de Kæmpfer, Prosper Alpin nous a parlé des hernies charnues. Les médecins français qui ont parcouru dernièrement l'Egypte, font mention de ces hernies, que certains nomment hydrocèles, et d'autres sarcocèles; mais un mémoire de M. Larrey va nous fournir encore sur cet intéressant sujet de précieux renseignemens. Il a traité, sous le titre de sarcocèle, d'une maladie très-fréquente en Egypte,

affectant le scrotum sans intéresser les testicules, au moins le plus souvent, présentant
à l'extérieur des rugosités séparées par des
lignes ou des sinus; ayant de l'indolence et
de la dureté; n'incommodant que par son
poids, et se recouvrant, dans son état invétéré, de croûtes jaunâtres et écailleuses, d'où
découle une sérosité ichoreuse. L'auteur lui
reconnaît une très-grande analogie avec l'é-
léphantiasis des Arabes : il a même observé
que les individus attaqués de l'une de ces
maladies, l'étaient ordinairement de l'autre à
des degrés plus ou moins grands. Ces tumeurs
sont composées d'une substance couenneuse,
très-dure dans quelques points, et plus molle
dans quelques autres; elles deviennent si vo-
lumineuses, que le plus grand nombre excède
le poids de cent livres, et que les malheureux qui les portent, sont forcés, dans certains cas, de garder le lit sans pouvoir se donner le moindre mouvement. Cette affection
n'est pas le partage des hommes seuls; les
femmes y sont également sujètes, c'est-à-dire
qu'il leur survient aux grandes lèvres un engorgement énorme de la même nature que
le précédent. On peut en voir un exemple,
accompagné d'une gravure, dans l'ouvrage de

M. Larrey. Il est fâcheux que la surveillance
du service qu'il dirigeait, que les circonstances difficiles où s'est trouvée l'armée d'Orient,
que le peu de séjour que les Français ont
fait en Egypte, ne lui aient pas donné le loi-
sir d'observer cette dernière maladie avec
plus de suite et de persévérance. De quel intérêt n'eût pas été l'histoire de cette affection,
depuis le moment de son invasion! Peut-
être l'aurait-on vu succéder à des coliques
de la nature de celles que nous a décrites
Kæmpfer? Nous sommes très-portés à croire
que les choses se passent en Egypte de la
même manière qu'au Japon ; car parmi les
nombreuses tumeurs que l'on remarque sur
les habitans de la première contrée, il en
est, qui, parfaitement semblables à celles des
pieds et du scrotum, figurent cependant d'é-
normes hernies ombilicales. Voilà sans doute
pourquoi Prosper Alpin s'est servi du terme
de hernie, au lieu de celui d'hydrocèle employé par Kæmpfer, ou de celui de sarcocèle
que M. Larrey met en usage. Il est difficile
de se refuser à croire que cet engorgement
des grandes lèvres, ne soit l'effet d'une colique japonaise ou bien encore, d'une co-

lique semblable à celle qu'éprouve la femme
Bastien.

Résumé de ce chapitre.

Sans nous arrêter maintenant à discuter la
propriété ou l'impropriété des termes employés par les auteurs pour désigner la même
maladie, nous croyons pouvoir inférer des
considérations précédentes que le *pérical* et
l'andrùm de Kæmpfer, *l'éléphantiasis* et
les *hernies* de Prosper Alpin, de même que
le *sarcocèle* de M. Larrey, ne diffèrent en
rien quant à leur nature, et que les variétés
de leurs apparences, qui ont donné lieu à ce
grand nombre de dénominations, ne tiennent
absolument qu'au siége du mal, aux formes
de la partie affectée, et à la plus ou moins
grande solidité des tissus.

CHAPITRE V.

La maladie que nous décrivons règne endémiquement et épidémiquement dans l'île de Barbade, voisine du continent d'Amérique.

C'est au milieu du luxe et de la prospérité, sous l'influence d'un ciel pur et serein, sur une terre parée de toutes les richesses de la végétation, qu'a pris naissance une maladie dont l'accroissement insensible l'a rendue le fléau de l'île de Barbade.

§ 1er.

Détails topographiques.

Sous une latitude de 13° 20′, cette île présente un aspect riant et varié, moins par la nature et la diversité des paysages, que par la force, les couleurs et les formes des végétaux qui la recouvrent. Peu distante de l'équateur, la chaleur y serait insupportable, si des vents soufflant incessamment du nord-est vers l'est, n'en venaient tempérer l'ar deur. Chaque jour ces vents s'élèvent avec le soleil, et vont se renforçant à mesure qu'il approche du méridien. Invariables dans leur direction pendant la plus grande partie de l'année, ils tournent un peu vers le midi, et seulement quelques heures par jour, au tems du *Turnado*. En passant sur la vaste étendue de mer qui sépare l'île du continent de l'Amérique, ils se chargent d'une grande quantité d'eau qu'ils mettent en évaporation, en rasant cette surface liquide, et portent ainsi la fraîcheur dans un climat brûlant, et sur des hommes desséchés par les rayons presque perpendiculaires du soleil. Dans l'état où la culture a réduit cette île jadis si féconde, on peut affirmer que sans leur souffle rafraîchissant, ses malheureux habitans auraient été contraints de l'abandonner.

Aux premiers tems de l'établissement des Anglais dans cette colonie, le sol, encore vierge, était confusément recouvert d'arbres élevés, de buissons touffus, de végétaux de toute espèce, dont l'épaisseur le protégeait contre les ardeurs du soleil, et le préservait d'une évaporation trop prompte. Quoique l'île eût peu d'élévation, qu'on y découvrît peu de sources, qu'on n'y trouvât qu'une petite rivière, on voyait néanmoins beaucoup de marais, et l'humidité y était telle, qu'elle dévorait les instrumens de fer par la rouille, et détruisait les tapisseries sur les murs mêmes des appartemens.

Bientôt les premières tentatives ayant surpassé l'espérance des colons, on découvrit et l'on défricha de nouvelles terres ; on dessécha d'anciens marais, et le succès animant le courage, on ne laissa plus qu'un petit nombre d'arbres entourant certaines habitations, et que les riches cultivateurs se réservèrent pour leur agrément. Il est vrai de dire que la culture de la canne à sucre, vers laquelle les habitans avaient dirigé toute leur industrie, forçant à faire plusieurs opérations par le feu pour tirer parti de la récolte, contribua beaucoup à la destruction des bois, par la grande consommation qu'elle en exige. Quoi qu'il en soit, l'île entièrement découverte éprouva les effets de ce changement. Au lieu de l'humidité qui était si manifeste d'abord, il n'y eut plus dans l'air qu'une sécheresse remarquable ; les pluies ne venant plus rafraîchir et fertiliser la terre, elle devint avare de ses richesses, qu'elle fit acheter par des engrais et un travail plus assidu.

Les maladies, qui jusqu'alors avaient été des fièvres intermittentes ou putrides, des dyssenteries ou des flux de mauvais caractère, tristes produits de l'influence délétère des miasmes qui s'exhalent du fonds des marais, et dont une atmosphère chaude s'empare avec une si fatale avidité, disparurent avec leur cause, et l'on vit naître avec les maladies inflammatoires, un mal beaucoup moins terrible dans ses suites que les premières, mais très-affligeant par sa durée, et par les formes hideuses et dégoûtantes qu'il présente.

Ces révolutions ne s'opérèrent pas en un jour : il fallut plus d'un siècle pour les rendre complètes, et sans doute entre les deux extrêmes il y eut un point où la prudence aurait dû s'arrêter. Les travaux des Européens avaient rendu l'île de Barbade un des plus beaux séjours de l'univers. Le desséchement des marais, le sacrifice d'une partie des bois en avaient fait la plus saine des Antilles. L'abondance qu'on y voyait régner lui attirait de toutes parts de nouveaux habitans, et sa prospérité en accrut tellement le nombre, que sa population devint un phénomène qui ne s'était pas renouvelé depuis les tems antiques. Vers le commencement du dix-huitième siècle,

son commerce était dans l'état le plus floris-
sant; ses trésors étaient immenses, et le dé-
nombrement de ses esclaves se montait à quarante mille; ce qui doit paraître exorbitant
pour une île qui n'a tout au plus que vingt-
sept à vingt-huit lieues de circuit (1).

Mais cet éclat ne fut pas de longue durée.
Ce qui faisait la richesse de cette colonie, contribua bientôt à sa ruine; ce qui paraissait
maintenir la santé de ses habitans, ne tarda
pas à leur être funeste. L'esprit de révolte s'in-
troduisit parmi les esclaves, et l'on se vit con-
traint d'en faire un horrible massacre. Les
vents, par d'épouvantables ouragans, dévas-
tèrent les plantations dans les campagnes,
brisèrent les vaisseaux dans le port, renver-
sèrent les maisons et les monumens publics
dans les villes; ou bien, par des courans
d'air plus ou moins vifs au milieu d'une atmosphère embrâsée, donnèrent lieu à cette
maladie nouvelle, que l'art ne savait pas encore atteindre, et qui n'abandonnait sa victime qu'au tombeau.

____

(1) Natural history of Barbadoes, by R. Huggs.

§ I I.

L'éléphantiasis de Rhazès observé, et pour la première fois bien décrit par les médecins de l'île de Barbade.

Ce fut vers l'an 1704, ou environ, que l'on remarqua, pour la première fois, un blanc atteint de ce mal informe et monstrueux. Jusques-là, borné à la misérable classe des nègres, il n'avait pas fixé l'attention, quoique très-fréquent dès-lors parmi eux. L'étonnement fut si grand parmi les Européens, que la tradition nous a conservé le nom de cet infortuné, et qu'il fut jusqu'à la mort l'objet de la curiosité publique. Toutefois en 1760, dernière année de sa vie, cette maladie était dejà très-commune, et sur-tout très-répandue sur les individus des deux couleurs qui vivaient dans un état de détresse et de pauvreté.

Cependant, au milieu de la surprise publique, les médecins ne devaient pas rester dans l'inaction : on attendait de leur savoir et de leur expérience, des moyens efficaces pour arrêter cette calamité ; tous les regards se tournaient vers eux, pour leur demander un soulagement qu'ils étaient bien loin de pouvoir donner. Etonnés comme le vulgaire, ils ne purent rapporter à aucune maladie jusqu'alors connue, les symptômes qui se manifestaient dans celle-ci, qui leur était si nouvelle : il fallut aller puiser chez les anciens des analogies qui manquaient parmi les contemporains.

§ 1 1 1.

De Charles Town.

Charles Town (1), le premier qui publia le fruit de ses méditations, confondit cette maladie avec la lèpre des Arabes. La description qu'il en donne est d'ailleurs si confuse et si vague, qu'on n'en peut tirer aucune induction, si ce n'est que les blancs et les nègres y sont également sujets ; mais il ne parle ni de son invasion, ni de sa marche, ni de ses principaux symptômes : il se contente de

---

(1) **A** Treatise on a disorder very frequent in the West-Indies, and particularly in the Barbadoes island, by Richard Town.

dire qu'elle est produite par un état vicieux des humeurs; qu'elle attaque plus particulièrement les personnes qui viennent d'essuyer une longue maladie; que dans le principe, le malade est faible, cachectique et très-maigre : assertions fausses, qui furent démenties par les médecins qui lui succédèrent.

§ IV.

De *William Hillary*.

William Hillary, second écrivain, médecin de l'île de Barbade, et bien au-dessus de son prédécesseur pour l'esprit d'observation, et la méthode qui règne dans ses écrits, a consacré dans son excellent ouvrage sur les variations de l'air dans cette île (1), un article assez long à la maladie dont il est question. Il établit son identité avec l'éléphantiasis que décrit Abubeker Mohamed Rhazès, et que les compilateurs qui suivirent ont confondu dans

---

(1) Observations on the changes of the air and the concomittant epidemical diseases in the island of Barbadoes.

le nombre des symptômes de la lèpre des Arabes. La description qu'il en donne, est beaucoup plus exacte et plus étendue que celle du docteur Town; mais elle n'est pas tout-à-fait exempte de reproche. Il fait débuter cette maladie par la fièvre, qui n'est toutefois que la conséquence des premiers symptômes inflammatoires; il fait dépendre l'engorgement qu'elle présente d'un dépôt de matière morbifique, quoique l'humeur épanchée, dont la nature a été depuis mieux connue, n'ait subi aucune altération, même après un séjour de plusieurs années; il pense qu'elle est toujours fixée aux jambes, tandis que presque toutes les autres parties du corps peuvent en être affectées, soit isolément et tour-à-tour, ou bien d'une manière simultanée; il la regarde comme contagieuse et héréditaire, et l'expérience détruit l'idée de cette contagion et de cette hérédité; enfin, il la croit transportée par les nègres de l'Afrique dans les Indes occidentales, tandis que sa cause est inhérente au sol qu'il habitait. Malgré ses imperfections, il n'est pas douteux que son ouvrage n'ait répandu de grandes lumières; on doit même lui rendre la justice de dire qu'il laisse pressentir dans un passage de son livre, que le mal peut quelquefois se fixer sur les bras, les épaules, les oreilles ou la nuque. Il faut aussi convenir qu'il a déterminé les principales bases du traitement; en sorte que le médecin qui lui a succédé, n'a pu qu'ajouter peu de chose aux sages conseils qu'il avait donnés avant lui.

§ V.

De James Hendy, qui changea le nom des Arabes contre celui de maladie glandulaire de Barbade.

Enfin, il parut en 1784 un nouvel écrit sur cet objet (1). James Hendy, son auteur, profitant des découvertes que les modernes venaient de faire dans l'anatomie des vaisseaux lymphatiques, porta sur la nature de cette affection un jour nouveau et tout-à-fait satisfaisant. Peu content de la dénomination que ses deux prédécesseurs lui avaient donnée, il en

---

(1) A Treatise on the glandular disease of Barbadoes, ect. Voyez aussi la traduction de cet ouvrage dans les mémoires de la Société médicale de Paris, 4e. année.

fit l'histoire sous celle de *Maladie glandu-laire*, qui paraissait lui mieux convenir. Il se montra d'une opinion contraire à celle du docteur Hillary, sur son origine et son ancienneté; mais éloigné de l'Europe, et dépourvu de livres, il ne put entrer dans aucune discussion contradictoire, et se borna seulement à faire observer que puisque ce médecin adopte le terme vague d'*éléphantiasis*, il est évident qu'il confond cette maladie avec celle que les anciens appelaient de ce nom. Nous remarquerons, à notre tour, que cette assertion n'est excusable que de la part d'un homme qui vient de se dire privé des moyens de s'assurer de la vérité. Quoi qu'il en soit, dans l'obscurité qui avait jusqu'alors enveloppé ce sujet, il était bien difficile de déterminer si le mal se bornait à l'île de Barbade, ou s'il avait une plus grande étendue, et les informations les plus exactes ne purent faire connaître s'il existait dans les îles voisines.

A cette époque, il n'était plus le partage des seuls esclaves et des pauvres. Toutes les classes de la société en étaient affectées, sans distinction d'âge, de sexe ou de fortune. On était saisi tout-à-coup d'une vive douleur dans une partie glanduleuse, avec engorgement des vaisseaux lymphatiques voisins : trois, quatre, six heures après, on éprouvait un frisson intense, des vomissemens répétés, quelquefois du délire, de la chaleur; et la fièvre se terminait par des sueurs, après une durée qui variait suivant les sujets : on voyait le siége du mal se gonfler, et prendre une apparence rouge, luisante et œdémateuse; l'articulation voisine se roidir et se contracter, et la rémission de tous ces symptômes avoir lieu chaque jour, pour les laisser recommencer le lendemain et les jours suivans, jusqu'à l'entière terminaison de l'accès, qui arrivait ordinairement après une semaine ou deux de souffrances cruelles. La tranquillité qui succédait, était loin d'être parfaite; car la grande faiblesse que les malades éprouvaient, la crainte d'une nouvelle attaque qui manquait rarement d'avoir lieu, le gonflement presque toujours incurable qui en résultait, les hideuses conformations que ce dernier donnait aux membres, en un mot tout concourait à jeter la désolation dans l'ame de ces infortunés, et cet état de tristesse se prolongeait plusieurs jours. Cependant, à mesure que les douleurs étaient moindres, que les forces se rétablissaient, l'accablement faisait place au courage. Ces gonflemens monstrueux n'entraînant, malgré leur grosseur énorme, d'autre incommodité que celle qui résulte de leur poids, laissaient à ceux qui en étaient affligés, la liberté de tous leurs mouvemens, et le libre exercice des fonctions essentielles à la vie, qui, s'exécutant avec une égalité parfaite, entretenaient la santé jusqu'au prochain accès.

Mais quoique cette maladie puisse se porter sur toutes les parties du corps indifféremment, les membres abdominaux en sont néanmoins le siége le plus ordinaire. Dans ce cas, le malade ressent une douleur à l'aine ou dans les environs; les glandes inguinales sont engorgées : on apperçoit à la partie interne de la cuisse, et sur le trajet des vaisseaux lymphatiques, une *corde* rouge et tendue qui descend jusqu'au genou, et quelquefois le long de la jambe, jusqu'à la malléole interne. Le membre se couvre d'une rougeur érysipélateuse; l'articulation du genou se fléchit et se contracte : viennent ensuite le frisson, le vomissement, la chaleur et la sueur. Ces accès éphémères se renouvellent plusieurs jours de suite, et leur réunion forme un accès complet. A mesure que la fièvre décline, la cuisse

et la jambe se gonflent, et lorsque l'inflammation a été très-intense, la glande tombe
en suppuration, ou devient squirreuse. Quelquefois aussi, il se forme dans la substance
cellulaire des amas de pus qui donnent lieu
à des ulcères très-rebelles; mais, le plus souvent, la rougeur et la douleur se dissipent
insensiblement, et il ne reste plus qu'un engorgement, d'abord œdémateux, ensuite dur
et rénittent, qu'il est très-difficile, ou pour
mieux dire impossible de faire disparaître. Au
bout de quelques années, la jambe et le pied
sont tellement enflés, qu'ils ne conservent plus
leur forme naturelle; la peau, de lisse qu'elle
était, devient rude, puis écailleuse ou recouverte d'un grand nombre de petites verrues.
On apperçoit des traces de fissures; il se forme
des crevasses, et le membre augmentant à
chaque accès, devient d'un volume énorme,
et d'une difformité inconcevablement variée.

Quelque grands que paraissent ces désordres, l'autopsie cadavérique a prouvé qu'ils
se bornaient à la peau. L'ouverture de ces
tumeurs présente des tégumens épais, larda-
cés, et par intervalle même comme cartila-
gineux; les cellules du tissu sous-cutané, remplies d'un fluide gélatineux; le diamètre des

vaisseaux lymphatiques superficiels, beaucoup augmenté ; leurs parois trop faibles pour supporter les injections ; les glandes plus grosses que dans l'état naturel, et toutes ces parties enveloppées d'un fluide qui se coagule à l'air, ou bien à une douce chaleur. On trouve les muscles flasques et pâles, mais sans augmentation de volume ; les os et les nerfs n'ont subi aucune altération.

Sujète à des retours irréguliers, cette maladie varie beaucoup aussi pour son intensité. Quelques personnes n'en ressentent des atteintes qu'une fois dans toute leur vie ; d'autres en sont affectées à des intervalles éloignés ; d'autres enfin, tous les mois, et souvent même chaque semaine. D'un autre côté, il arrive qu'on ne ressent qu'une légère inflammation locale et sans fièvre, et quelquefois l'inflammation et la fièvre sont à un tel degré de violence, que le délire s'empare du malade. Chez les sujets qui n'y sont pas disposés par une constitution lymphatique, elle se borne ordinairement à un simple engorgement œdémateux, et la santé n'en est pas altérée. Lorsqu'elle se porte sur la tête ou les organes intérieurs, son diagnostic est très-obscur, et son pronostic toujours fâcheux. On la distingue, et sur-tout on la guérit avec beaucoup plus de facilité, lorsque les seins ou les membres pectoraux en deviennent le siége ; mais si, comme il arrive le plus fréquemment, les extrémités abdominales ou le scrotum sont les parties malades, elle paraît impossible à guérir, malgré qu'elle soit mieux connue dans ces parties que par-tout ailleurs. De-là vient ce grand nombre d'hydrocèles, et de jambes grosses et bizarrement conformées, que l'on remarque dans l'île de Barbade. Il est essentiel de distinguer ces gonflemens de ceux que produisent la lèpre, la syphilis, l'yaws, la goutte, etc. ; il est sur-tout très-important de bien connaître leurs complications avec ces maladies.

Pour s'assurer de l'origine de ce mal, le docteur Hendy eut soin de prendre de nombreuses informations auprès des marchands qui trafiquent des esclaves sur la côte de Guinée ; il interrogea les nègres eux-mêmes, et les uns et les autres n'en avaient aucune idée. Il ajouta au poids de leurs réponses, celui de l'expérience, beaucoup plus fort que tout le reste : et il acquit la certitude qu'un mari peut en être affligé sans le communiquer à sa femme et *vice versâ* ; que des parens peuvent en être

atteints, sans que leurs enfans y participent;
et que les enfans à leur tour en sont quelquefois attaqués, sans que les parens en aient
jamais rien ressenti. Les occasions, malheureusement trop fréquentes, de constater des
faits de cette nature, ôtent l'idée d'élever sur
eux la moindre incertitude; d'où l'on a pu
conclure que ce mal ne s'étant montré ni con-
tagieux ni héréditaire, il n'a pu être transporté d'un lieu dans un autre : car, d'après ce
qui précède, n'est-il pas évident que s'il arrivait
à Barbade ou dans un pays quelconque, un
individu qui en fût atteint, quelle que fût la
communication qui existât entre lui et les habitans, quelque intimité qui s'établît entre
eux, le nouveau venu, par sa mort, entraînerait
au tombeau jusqu'à la moindre trace de sa
maladie ?

La description des symptômes, l'autopsie
cadavérique, démontrent invinciblement que
le système lymphatique joue ici le premier
rôle. Le docteur Hendy n'a aucun doute à cet
égard ; mais à quelle disposition fatale de
leur sol ou de leur climat, à quelle intempérie de l'air ou de la saison les habitans de
Barbade doivent-ils cette grande susceptibilité des glandes et des vaisseaux lympha-

tiques, qui rend la maladie glandulaire endémique parmi eux ? Ce médecin en établit pour cause éloignée ou prédisposante ,
le dessèchement progressif de l'atmosphère ,
produit par la coupe des bois, c'est-à-dire ,
selon ses expressions, *un climat chaud ,*
avec une sécheresse particulière , pendant
la plus grande partie de l'année. Les causes
prochaines sont la plupart du tems ignorées ;
on met cependant à leur tête l'exposition à
des courans d'air, ou bien à la fraîcheur des
nuits, et la morsure d'un petit insecte très-
multiplié et très-incommode, nommé en anglais *chigoes.*

Qu'est-il besoin de perdre un tems précieux
à établir le parallèle de cette maladie avec
celle que nous avons vue régner en Asie et
en Afrique ? Les faits parlent assez pour
nous, et leur exposition doit suffire pour
établir la preuve de leur parfaite analogie.

§ VI.

De la maladie glandulaire ou lymphatique
sous forme d'épidémie.

Une considération d'une bien plus haute
importance doit fixer notre esprit, et nous'

occuper maintenant. Liée par sa longue durée avec les maladies chroniques, confondue
avec l'éléphantiasis, cette affection n'avait pas,
jusqu'au siècle dernier, présenté l'idée qu'elle
pût avoir pour cause un état inflammatoire de
nos parties ; et les médecins étaient loin de
croire qu'elle pût obéir à l'influence des saisons. Toutefois, par une bizarrerie particulière, elle réunit dans son ensemble le caractère aigu et le caractère chronique ; et les écrits
du docteur Hillary contiennent des preuves
qu'elle se montre épidémiquement dans l'île
de Barbade. Quoique ce médecin n'ait pas dit
positivement que cette maladie fût épidémique, les faits qu'il rapporte sont de nature à
lever tous les doutes ; et ils vont nous être d'un
grand secours pour établir cette vérité, échap-
pée à celui même qui va nous fournir les précieux détails qui la constatent.

Dans le courant du mois de février de l'année 1755, on vit régner dans cette île une
fièvre avec frisson de quatre ou cinq heures,
chaleur, céphalalgie, et quelquefois douleurs
dans le dos. Elle était par fois éphémère, et
par fois n'avait qu'une durée de deux ou trois
jours ; mais le plus souvent elle se prolongeait,
et il survenait alors, au moment de l'invasion ;

une inflammation dans la jambe, *semblable*, dit le docteur Hillary, *à celle que produit la fièvre de l'éléphantiasis*, mais sans tumeur de la glande et sans corde dure. La partie enflammée était d'un rouge vif; il s'élevait çà et là de petites phlyctènes, comme dans l'érysipèle, et la desquammation avait lieu après la cessation des symptômes inflammatoires.

La même épidémie se renouvela pendant le mois de février de l'année 1757, avec quelques variétés importantes, qui purent tenir à l'extrême chaleur qu'on ressentit à cette époque. Cette fois, la fièvre qui débutait, comme dans le premier cas, par le frisson et la chaleur, était de plus accompagnée de mal d'estomac, de nausées, de toux, quelquefois de délire et de coma. L'affection locale se portait sur les pieds, les jambes, les bras de l'un ou de l'autre côté, jamais des deux à-la-fois, et produisait *le même gonflement et la même rougeur que dans l'éléphantiasis*, dit encore le docteur Hillary, *et ce gonflement augmentait après que la fièvre avait disparu.* Le mois suivant, quelques personnes n'eurent d'autre symptôme qu'une toux très-incommode, qui s'arrêtait aussitôt qu'il survenait

une tumeur au bras ou à la main. Cette maladie continua ainsi jusques en juin, qu'elle
éprouva de nouveaux changemens. La chaleur fut plus considérable, la soif plus
grande, les douleurs du dos et des membres
beaucoup plus intenses que dans le commencement, et les tumeurs tombèrent facilement
en suppuration, au lieu de se dissiper comme
dans les mois précédens.

Assez fréquemment, sous l'influence d'une
atmosphère chaude, sèche et tempérée par
des vents frais, il s'est présenté une fièvre
caractérisée par le frisson, la chaleur et la
tuméfaction des glandes parotides axillaires
ou inguinales, qui la plupart suppuraient sans
aucun signe de gangrène, ou tout autre mauvais symptôme. C'est ainsi qu'en Egypte il
règne une fièvre à-peu-près semblable, quoique plus dangereuse. Le médecin français
qui l'a observée, lui donne le nom de *sino-
chus lymphaticus.* Ce rapprochement n'est
pas sans intérêt, puisqu'il fait voir que par-
tout où notre maladie est répandue, les influences atmosphériques peuvent produire
diverses affections du système lymphatique
inconnues ou très-rares par-tout ailleurs.

Disons encore que parmi les maladies in-

flammatoires et catarrhales qui règnent continuellement dans l'île de Barbade, il en est
de très-curieuses, qui trouveraient difficilement leurs analogues dans nos climats, et
qu'une exacte observation rapprochera peut-
être un jour de la nôtre. De ce nombre est
une fièvre qui prend le type de rémittente,
et qui d'ailleurs présente une étonnante ins-
tabilité de symptômes. Tantôt elle est caractérisée par des vomissemens si violens et si
répétés, que les malades ne peuvent rien re-
tenir dans leur estomac; tantôt la tête devient
le siége du désordre, et l'on y ressent pendant les accès des douleurs lancinantes, suivies bientôt ou du délire ou du coma. Au
reste, il n'y a rien de plus régulier, ni dans
l'état du pouls, ni dans celui de la langue,
ni dans les sueurs, ni dans la marche et la
durée de la maladie, dont la terminaison est
rarement funeste.

Ce qu'on vient de lire nous rappelle que
le docteur Hendy assure avoir vu la *mala-
ladie glandulaire* se porter fréquemment
sur les viscères et les organes les plus essentiels à la vie, et simuler alors l'inflammation
de ces parties. Le tableau des constitutions
médicales de l'île de Barbade, donne à l'as-

sertion de ce médecin la plus grande évidence.
Peut-on rapporter à d'autres causes les épidémies d'apoplexies ou de fièvres cérébrales,
d'une nature particulière et très-grave; celles,
tout aussi fatales, de carditis ou de péricar-
ditis; celles de péripneumonies ou de pleu-
résies intermittentes, qui n'offrent de point
de côté et de difficulté de respirer, qu'au
moment des accès; enfin, celles de diverses
inflammations de l'estomac, des intestins et
des organes situés au fond du bassin, qui se
reproduisent à de certaines époques de l'année, et se manifestent soit par des cardial-
gies, soit par des coliques, soit par des douleurs vives et particulières vers le rectum et
la vessie ? Il est du moins certain que toutes
ces affections règnent en même tems que la
fièvre de *l'éléphantiasis*, et alternent quelquefois avec elle, de même que la goutte,
les rhumatismes, etc. Cette vérité sera beaucoup mieux sentie, quand nous traiterons des
causes de la maladie qui nous occupe : en attendant, afin que notre opinion ne paraisse
pas dénuée de toute vraisemblance, tirons de
l'histoire même de l'un des cas dont il s'agit,
des inductions qui aident au rapprochement.

Prenons pour exemple une sorte d'inflammation du médiastin qui régna épidémiquement en décembre 1753, par un tems très-sec et très-chaud. On était saisi d'un frisson et d'un tremblement qui duraient une ou deux heures, de chaleur, de céphalalgie, et d'une douleur aiguë à la partie supérieure de la poitrine : d'autres douleurs lancinantes partaient de la partie supérieure du sternum, et semblaient traverser le médiastin pour venir aboutir dans le dos. Le pouls était dur, plein, accéléré ; la respiration difficile et précipitée, la langue sèche, la soif considérable : quelquefois il y avait de la toux et une grande anxiété dans la poitrine ; ces derniers symptômes n'étaient pas constans. Vers le troisième jour, le pouls devenait excessivement vîte, petit, irrégulier, les extrémités froides, et le malade mourait. Mais dans la même épidémie, la poitrine ne fut pas toujours attaquée : chez quelques uns, ce fut la tête et le cerveau. D'abord un œil se gonflait comme après une contusion ; celui du côté opposé s'affectait bientôt de la même manière : la fièvre était considérable, accompagnée du délire, le pouls accéléré, petit, irrégulier, et la maladie avait, ainsi que dans le premier cas, une issue prompte et funeste.

Nous laisserions-nous séduire par de fausses analogies ? Ou bien sommes-nous en droit de conclure de tout ce qui précède, que des fièvres présentant le même caractère que celle qui fait le début de la maladie glandulaire ; que des fièvres toujours accompagnées de la tuméfaction des glandes inguinales axillaires ou parotides ; que des inflammations intenses qui se promènent d'un viscère à l'autre sans aucune marche régulière, comme le docteur Hendy peint les aberrations de la maladie qu'il décrit, sont toutes des affections de la même nature, occupant le même siége, le système lymphatique ou absorbant ? Voilà, du moins, l'idée que peut faire naître la lecture de l'ouvrage du docteur Hillary, et de celui du docteur Hendy, son compatriote ; et peut-être cette opinion paraîtra-t-elle de plus en plus fondée, à mesure que les faits s'accumuleront dans cet ouvrage.

CHAPITRE VI.

*En Europe, la maladie nommée glandu-
laire par le docteur Hendy, règne sporadiquement, peut-être épidémiquement, et
dans certains lieux, sous forme endémique.*

§ 1er.

DÉTAILS TOPOGRAPHIQUES.

Nous sommes loin de ces contrées équatoriales, où les pluies, les vents, les alternatives
du froid et du chaud, semblent asservis à une
immuable régularité ; où les saisons se changent brusquement de l'une en l'autre ; où l'atmosphère présente, à des époques fixes, une
dangereuse inégalité entre les jours et les nuits.
Tout en Europe est inconstant, mitigé ; tout y
doit laisser de légères impressions. La douce
température de son climat, et la grande variété de sa surface, y entretiennent une constante salubrité. Le grand nombre de monta-

gnes qui en élèvent le sol, ou de forêts qui le recouvrent, brisent les vents qui pourraient devenir nuisibles par leur impétuosité, et préviennent les trop grandes sécheresses en faisant tomber des pluies abondantes. Les rivières, les mers qui séparent les différens états qui la composent, favorisent une végétation vigoureuse qui purifie l'air, en même tems qu'elles secondent l'industrie des habitans en facilitant leurs relations.

Les vents y sont libres, irréguliers et très-variables; ils n'y paraissent pas à des tems marqués, et soufflent indifféremment dans toutes les saisons. Les hauteurs diverses des terres, le mélange inégal de plaines et de montagnes, l'évaporation plus ou moins grande des liquides, les exhalaisons qui s'élèvent des terreins humides et marécageux, leur degré de condensation ou de raréfaction, déterminent l'atmosphère à prendre toutes sortes de directions, et à suivre les mouvemens les plus contraires à ceux qui lui sont naturels. Si les vents soufflent avec véhémence aux équinoxes et aux solstices, ce moment de tempête est de courte durée : d'ailleurs, ces vents qui sont quelquefois très-forts, n'approchent cependant jamais de ces ouragans furieux qui causent tant de ravages dans l'Asie et dans l'Amérique. Leur direction paraît alors plus constante que dans le reste de l'année. Cependant ils soufflent tantôt du sud-ouest au nord-est; tantôt ils viennent du nord et du nord-est, pendant le solstice d'hiver. Ceux des autres solstices et des équinoxes paraissent moins variables dans leur direction, mais ils le sont tellement dans leur intensité, qu'ils ne peuvent produire aucun effet constant et durable.

Il en est ainsi des météores aqueux. Quoique de l'équateur aux pôles, il soit possible de distinguer dans chaque climat une saison sèche et une saison humide, néanmoins plus on s'éloigne de la ligne, et plus on trouve d'inégalité dans leur distribution. Ces deux tems sont remarquables en Europe; mais ils présentent tant d'irrégularité, soit pour leur époque, soit pour leur durée; la quantité d'eau qui tombe sur la terre est si différente d'une année à l'autre, et d'un pays à celui dont il est le plus voisin, qu'il n'en peut résulter rien de général et d'un effet durable. Par exemple, on voit en Grèce et en Italie l'hiver être peu pluvieux, le printems beau, l'été d'une chaleur et d'une sécheresse considérables, et les pluies

tomber en automne avec abondance ; tandis
que dans la France, c'est le printems qui est
humide et désagréable. Au reste, les phénomènes atmosphériques se succèdent dans ce
dernier pays avec un tel désordre, que toutes
les saisons y sont tour-à-tour chaudes ou
froides, sèches ou humides, sans excéder
pourtant un certain degré de modération.
Ces inconstances dans l'état de l'atmosphère,
qui rendent la température si mobile, donnent lieu à beaucoup de maladies aiguës ; mais
comme de telles inconstances ne sont ni assez
tranchées ni assez durables pour produire celles qui affectent profondément, et que l'on
voit régner d'une manière endémique dans
certains climats, ces dernières maladies deviennent plus rares dans celui-ci, et ne se
montrent guère que sporadiquement et quelquefois épidémiquement sous l'influence de
certaines constitutions atmosphériques.

Le royaume d'Espagne est peut-être la
seule contrée européenne qui puisse présenter
une exception à ce que nous venons d'avancer.
Ses localités lui donnent une température qui
se rapproche beaucoup de celle de l'Amérique, sous plusieurs rapports. On y souffre toujours de l'excès du froid ou du chaud ; le so-

leil y est très-ardent, les vents très-vifs et très-violens, les nuits froides et mal-saines : aussi le voit-on affligé d'un plus grand nombre de maladies endémiques que le reste de l'Europe.

C'est sans doute à certaines de ces dispositions, qu'on peut attribuer la fréquence de l'éléphantiasis de Rhazès, dans une des provinces de ce royaume.

Ce n'est pas que cette affection ne soit assez commune dans le reste de l'Europe ; mais comme elle y est éparse sur quelques individus, et qu'on l'a rarement observée sous forme épidémique ou endémique, elle a jusqu'ici presque toujours échappé à l'attention des observateurs. Cependant, les faits isolés que nous ont conservés les médecins de l'Allemagne, par leur nombre et les détails anatomiques qui les accompagnent, nous confirmeront dans l'opinion que cette maladie n'est étrangère à aucune partie du globe.

§ II.

Histoire d'une religieuse de Sienne.

Une religieuse née à Sienne, en Toscane, fut sujète dès son enfance à une éruption de

petits boutons ou tubercules, tantôt sur le cou
et tantôt sur la poitrine. Quoiqu'ils parussent
charnus, ils se guérissaient facilement par
l'issue d'une matière séreuse, de nature particulière. Les règles semblèrent vouloir s'établir à l'âge de douze ans; mais elles disparurent aussitôt, et ne revinrent plus. A quatorze ans, il s'éleva successivement des tumeurs sur toutes les parties du corps, principalement aux bras, aux jambes et aux pieds.
Une fièvre très-violente accompagnait chaque
mois leur apparition, avec une grande soif
et une grande douleur de tête. La fièvre s'ab-
battait après avoir duré trois ou quatre jours,
et les tumeurs diminuaient lorsqu'il en décou-
lait une sérosité abondante. A dix-sept ans,
ce fut le bras droit, aux environs du coude,
qui fut le siége du gonflement : la douleur
était si vive, que l'articulation en était contractée. Cet état dura plusieurs jours, après
lesquels le bras reprit sa forme et ses mouvemens naturels. Il était cependant resté à la
partie externe du coude, une légère tuméfaction qui prit peu-à-peu de l'accroissement.
A mesure qu'elle augmentait, les autres tumeurs, qui étaient répandues çà et là sur le

corps, diminuaient insensiblement. Dans l'espace de sept années, elle devint si prodigieuse,
qu'elle pesait cent vingt livres. La malade ne
pouvait faire aucun mouvement, sans qu'on
lui portât le bras, et ce qui surprenait le plus,
c'est que, malgré que cette énorme masse oc-
cupât tout le membre depuis le métacarpe
jusqu'à la moitié de l'humérus, les muscles
étaient assez libres pour que la main pût exécuter des ouvrages à l'aiguille, à l'aide du
bras gauche qui se chargeait des grands mouvemens. Cette tumeur était comme charnue,
et la peau était de la même couleur, jouissait
de la même sensibilité que le reste du corps :
la malade sentait une puce ou une mouche se
poser et se promener dessus. Le membre conservait la chaleur naturelle ; mais tous les mois
ou tous les trois mois, les accès d'une fièvre
qui durait quelques jours, y occasionnait de
l'inflammation et de vives douleurs. Il devenait alors livide ; il durcissait dans certaines
places, particulièrement à sa circonférence ;
et les accidens se calmaient par des sueurs
ou par un écoulement copieux d'une matière
séreuse, qui sortait par les pores dilatés de la
tumeur, quelquefois avec une telle abondance,

qu'on pouvait l'évaluer à quarante livres. Cette
maladie s'exaspéra par l'application d'un topi-
que acide ordonné mal-à-propos. On fit
quelques saignées, et l'on trouva le sang d'une
belle couleur, mais d'une médiocre consistance. Celle qu'on pratiqua le dernier jour,
fit sortir un sang beaucoup plus séreux. Après
cette opération, quoique la tumeur eût déjà
perdu beaucoup de matière, on la vit augmenter considérablement; il s'y développa une
douleur très-intense; la couleur livide qui avait
ordinairement lieu dans tous les accès, reparut avec une dureté indolente qui fit craindre
la mortification. Pour la prévenir, un chirurgien fit quelques incisions qui donnèrent issue
à une grande quantité d'une sorte de sérosité :
le lendemain, la malade mourut, âgée de
vingt-six ans.

Après la mort, il s'écoula pendant huit heures, une grande quantité de matière séreuse,
qui, réunie avec ce qui était déjà sorti par les
incisions, pesait au-delà de quatre-vingt livres.
Le bras détaché du corps à l'articulation de
l'humérus et de l'omoplate, était du poids de
cent vingt livres, qui formaient, avec les
quatre-vingt déjà citées, une somme de deux

cent livres , masse double de celle du corps (1).

La figure de la tumeur ressemblait à une outre pleine , comme on le voit dans la planche II, figure 1 ; sa grandeur pendant la vie était , pour la circonférence A B D C , de onze palmes (2) et quatre doigts ; son diamètre A B, dans sa partie la plus large, était de quatre palmes et un doigt ; et le diamètre C D, avait dans sa partie la plus étroite, trois palmes et deux doigts.

Le bras examiné à l'œil nud, était couvert de petites pellicules, et les pores de la peau très-dilatés et très-distans les uns des autres. A l'aide d'un microscope, ils paraissaient extrêmement larges, et la surface de la peau ressemblait à un tissu réticulaire très-lâche. Ce que l'instrument faisait voir à travers les pores, figurait le tissu d'un filet formé par l'entrecroisement de petites membranes blanches.

---

(1) La livre de Gênes, sans doute en usage à Sienne, était de 9 $\frac{7}{8}$ onces, poids de marc.

(2) Le palme de Gênes contenait 9 pouces 2 lignes, mesure de France.

Un fluide gélatineux remplissait toutes ces cellules. Les glandes étaient plus grosses que dans
l'état ordinaire, et plus éloignées les unes des
autres. Leurs rides, leurs sillons, leurs aréoles, que Malpighi a si bien décrits, étaient
aussi mieux marqués que de coutume. La peau
avait beaucoup d'épaisseur, et lorsqu'on la
coupait, elle laissait échapper une sérosité qui
augmentait à mesure qu'on réitérait les incisions. Des vaisseaux lymphatiques très-dilatés
et gorgés de lymphe, étaient dispersés au
milieu de cette masse informe, dans laquelle
on n'appercevait pas de vaisseaux sanguins.
Après avoir enlevé tout ce qui formait la tumeur, les muscles furent trouvés presque dans
l'état naturel, et seulement un peu gonflés et
pâles. Les artères, les veines et les nerfs n'a-
vaient subi aucune altération, quoique toutes
ces parties fussent environnées de la tumeur.
Pendant cette dissection, il s'échappa cent
soixante livres d'un liquide d'abord limpide,
et qui, exposé à la chaleur, se condensa
comme du blanc d'œuf (de l'albumine.)

Il est digne de remarque que dans le
cours de cette maladie, les fonctions ne furent pas altérées : l'habitude du corps était

restée plus grasse que maigre, et la fraîcheur
du teint annonçait une parfaite santé (1).

Plusieurs considérations s'offrent à l'esprit
après la lecture de cette curieuse observation. On voit d'abord, en comparant la maladie qu'elle a pour objet avec le pérical et
l'éléphantiasis de Rhazès, quels changemens
ont apportés le climat et la manière de vivre
dans les apparences extérieures de la maladie. Ici, elle n'offre de difformité que par
son volume; mais la couleur de la peau n'é-
prouve aucune altération. Les crevasses qui
se forment ne se recouvrent pas, comme en
Egypte, de croûtes jaunes et dégoûtantes;
elles se cicatrisent après avoir laissé couler
une certaine quantité de sérosité. On ne la
voit ici ni parsemée de verrues, comme il
arrive souvent à Barbade, ni marbrée de
vaisseaux variqueux, comme dans l'Inde et
en Afrique; mais cette dernière différence
pourrait bien en partie ne tenir qu'à la position : car les bras étant facilement mainte-
nus horizontalement, ne sont pas sujets aux
varices comme les jambes, et ne peuvent pas

(1) Ephem. Cur. nat. Dec. III, an. 3, p. 1. 1695.

présenter cette couleur rembrunie que ces tumeurs lymphatiques ont offerte quelquefois à Rhazès, à Kœmpfer et aux autres médecins qui les ont observées sur les membres inférieurs.

Néanmoins, si la position est pour quelque chose dans la production de cette teinte variqueuse, le climat et le genre d'occupation des malades influe aussi beaucoup sur son existence. Ceux qui vivent dans une atmosphère très-chaude et humide; ceux que leurs travaux contraignent à passer une partie de l'année les jambes dans l'eau, y sont le plus souvent exposés. Voilà pourquoi cette complication est si fréquente dans la Basse-Egypte et dans le royaume de Cochin, où la principale industrie des indigènes est la culture du riz.

Cette observation nous prouve encore que l'extensibilité de la peau est une suite naturelle de la douce température de l'Europe. Malgré qu'une grande chaleur distende ses pores et paraisse devoir favoriser sa dilatabilité, cependant, poussée à l'excès, elle la prive d'une partie de ses sucs par les sueurs immodérées qu'elle cause; elle la dessèche, la rend plus cassante, si l'on peut s'exprimer ainsi, moins élastique, et la dispose à produire, après une certaine résistance, des crevasses que des cicatrices ne peuvent plus recouvrir, et qui le sont bientôt par des sucs que la sécheresse des vents et l'ardeur qui est répandue dans l'atmosphère, épaississent à l'égal des gommes résines.

Les médecins de Barbade regardent l'effusion du sang comme une des causes qui provoquent cette maladie, et même comme pouvant avoir des suites mortelles, en procurant une déviation funeste du mal. On a pu remarquer ici qu'elle a produit l'exaspération des symptômes qui ont enfin donné la mort. Ce n'est pas le seul exemple que l'Europe en puisse fournir (1).

____

(1) Burgius rapporte dans les Ephémerides des curieux de la nature, l'histoire d'une jeune personne attaquée d'une maladie semblable, et chez laquelle la rupture d'une veine variqueuse occasionna sur-le-champ des accidens graves et une fin déplorable.

Frédéric Hoffmann cite comme extraordinaire la maladie dont il donne l'histoire ainsi qu'il suit. Une demoiselle de trente-neuf ans, ayant de l'embonpoint et de vives couleurs, faisant bonne chère et buvant

§ III.

Histoire d'une dame de Berlin.

Vers la fin du dix-septième siècle, une dame qui vivait à Berlin dans une honnête médiocrité, fut attaquée d'une maladie qui

---

beaucoup de vin, vivait au voisinage d'un marais, dans l'intérieur de sa famille, et sans prendre le moindre exercice. Elle avait l'habitude de se faire saigner tous les automnes : elle y manqua une année, et l'hiver suivant, les règles se supprimèrent. Bientôt après, elle fut saisie dans l'après-midi d'un frisson violent qui dura trois heures, et d'un tel *spasme* dans le pied droit, qu'il était impossible de l'appuyer par terre. Le lendemain on lui ouvrit la saphène; mais aussitôt il survint de violentes douleurs dans le dos et vers le sacrum, des contractions dans les membres, sur-tout dans les inférieurs, des anxiétés précordiales, des douleurs de ventre et une grande constipation; le quatrième jour, elle prit une médecine qui resta sans effet. Des pillules et un lavement purgatif ne réussirent pas mieux le lendemain; il y avait toujours des angoisses, de l'oppression, des douleurs dans le dos, des vomissemens, de l'insomnie et *le gonflement et l'inflammation des extrémités inférieures*. Tous ces symptômes persistèrent jusqu'au

fit l'étonnement des médecins de cette capitale. Cette dame était d'une bonne constitution, peu soigneuse de sa santé, vive, agile
et très-active. La menstruation, après quelques dérangemens, s'arrêta tout-à-fait vers la
trente ou trente-deuxième année. Trois ans
s'étaient écoulés, lorsqu'il survint tout-à-coup
des douleurs aux pieds, aux lombes, aux aines et dans la partie du ventre qui les avoisine. La malade consulta un médecin qui ne
put lui procurer le moindre soulagement.

---

septième jour, qu'il s'établit des sueurs, et que les
selles coulèrent naturellement. On insista néanmoins
sur les remèdes irritans, et le lendemain le frisson
revint comme le premier jour : aussitôt qu'il fut
passé, la malade éprouva tout-à-coup et dans les
deux pieds en même tems, un soulagement si marqué, qu'elle put facilement aller d'un lit à un autre.
Cependant le pouls avait toujours de la fréquence,
et il survint bientôt du délire ; les angoisses précordiales prirent de l'intensité ; il y eut dans les mains
quelques mouvemens convulsifs ; la soif fut extrême,
les envies d'uriner fréquentes ; les urines en petite
quantité, rouges et sans sédiment ; enfin, le délire,
l'anxiété, la faiblesse, prirent un fatal accroissement, et on vit expirer la malade dans une cruelle
agonie. (*Fréd. Hoff.*, *tome* IV, *page* 419 *ou* 188.)

Douze ou quinze mois après, on reconnut des vestiges manifestes de gonflement au ventre et aux pieds : on soupçonna l'hydropisie, et l'on administra tous les remèdes appropriés; mais leur peu de succès fit craindre que ce ne fût un kyste, et le médecin connaissant l'incurabilité de ces sortes de cas, abandonna la malade. Cette femme se mit alors entre les mains de toutes sortes de charlatans, sans trouver rien d'efficace dans leurs recettes. Bientôt la grosseur du ventre devint telle, que l'ombilic, sorti de sa position naturelle, était descendu à l'aine, et que le bas de la tumeur allait jusqu'aux genoux (1). Malgré l'incommodité de ce poids énorme, et la fatigue des divers traitemens qu'on avait essayés, les forces n'avaient rien perdu, et les fonctions se faisaient régulièrement. La malade exécutait avec assez de prestesse les mouvemens nécessaires pour veiller à son ménage ; elle rendait même les visites d'usage, en un mot s'acquittait de tous les devoirs de la société. Quelque énorme que fût le poids de son ventre, elle ne s'en plaignait pas souvent :

---

(1) Voyez planche II, fig. 2.

les parties supérieures de son corps n'étaient
pas émaciées, comme il arrive dans l'hydropisie ; elle n'éprouvait pas cette soif intense qui
en est un des caractères ; et la respiration et
la voix avaient assez de liberté, quoique cette
masse s'étendît sur la poitrine.

Les choses restèrent dans cet état trois ans,
ou environ. Alors, voulant monter à une
échelle, malgré sa grosseur, elle tomba, et
ce premier accident eut peu de suites ; mais le
mois suivant, allant trouver son mari dans un
jardin, elle répéta la même imprudence pour
cueillir quelques fruits. L'échelon qui la sup-
portait, cassa sous l'énorme poids de son
corps, et cette chute eut des conséquences
plus graves que la première. Il en résulta une
exaspération des douleurs, une distension prodigieuse du ventre, qui devint de jour en jour
plus considérable. Cependant, dans les intervalles de repos, elle mangeait de bon appétit,
digérait bien, était rarement malade, ne mai-
grissait point, et avait le teint d'une personne
bien portante. Enfin, il survint des symptômes
plus cruels que jamais; de nouvelles douleurs,
de nouvelles angoisses, de la fièvre et de l'inflammation ; l'excoriation des cuisses, des
pieds et du dos, amenèrent la gangrène; les

parties supérieures s'atrophièrent ; des insom-
nies fatiguèrent la malade, les forces l'aban-
donnèrent tout-à-fait, et bientôt la mort vint
terminer ce déplorable état (1).

Un chirurgien fit sur le cadavre une ouverture de trois ou quatre travers de doigt, di-
rigée de l'ombilic vers le côté gauche, pour
faire sortir l'eau qu'on supposait dans la tumeur. Il n'en sortit rien d'abord ; mais en ex-
primant, on obtint deux ou trois sceaux d'une
humeur visqueuse, tenace, épaisse et glutineuse.

Le jour suivant, en présence d'un grand
concours de personnes de l'un et de l'autre
sexe, on incisa la peau et on obtint une prodigieuse quantité d'humeur, de la couleur de
lavure de chair très-pâle et de la nature de
celle qui avait été retirée la veille. Après en
avoir ôté un sceau, on découvrit des cellules
de diverses grandeurs et de formes variées,
chacune desquelles était circonscrite par des
petites membranes qui semblaient leur appartenir. On n'eut pas plutôt divisé quelques-unes

____

(1) Ephem. Cur. nat. Dec. III, an. 2, page 71.
1694.

de ces membranes, qu'une masse presque de la forme et de la grosseur d'une tête d'enfant, sortit tout-à-coup et se montra aux yeux des spectateurs dont elle fit l'étonnement (1). Elle était située dans la région ombilicale, du côté gauche : on en voyait une autre de la même nature dans l'aine du côté droit. Les uns prenaient ces corps pour quelque viscère du bas-ventre, les autres pour les intestins ; mais la presque sphéricité de la première masse faisait hésiter ceux qui avaient plus de circonspection. D'ailleurs, on n'avait pas encore vu le péritoine, et l'on suspendit son jugement jusqu'après avoir vidé cette énorme quantité d'humeur qui jetait de la confusion sur les objets. Il fallut rompre les diverses cellules qui la contenaient, et l'on en retira, y compris ce qui était déjà sorti la veille, cent vingt-cinq livres. Alors on vit le péritoine auquel adhéraient ces tumeurs, quoique parfaitement isolées de la cavité abdominale. Cette circonstance augmenta l'embarras et les conjectures : personne ne pouvait deviner de quelle nature étaient ces corps singuliers, d'où ils venaient,

____

(1) Voyez planche II, fig. 3.

et ce qu'ils avaient précédemment été. La tumeur de l'ombilic était formée par diverses petites poches agglomérées les unes aux autres, comme les vésicules d'un grand poisson. Sept de ces cellules, très-fortement adhérentes entre elles, formaient sa circonférence, et une huitième occupait le centre ; chacune de ces cellules était elle-même divisée en plusieurs petits compartimens qui renfermaient une humeur assez semblable, pour la consistance, à celle qu'on avait déjà trouvée, mais d'une couleur variée. Dans les unes, elle était claire et limpide comme du blanc d'œuf non cuit; dans les autres, elle ressemblait à du blanc d'œuf durci ; et quelquefois elle était verdâtre, jaune, roussâtre, etc. La tumeur de l'aine était de la même nature, et ne différait de la précédente que par la forme extérieure.

Le péritoine ouvert, on ne trouva dans la cavité abdominale aucun vestige de maladie. Les viscères n'avaient éprouvé aucune altération sensible, et se trouvaient seulement un peu déplacés. Le côté droit de la matrice était sain, ainsi que ses dépendances ; mais l'ovaire, les trompes de Fallope, etc., manquaient du côté gauche ; et comme la matrice avait contracté des adhérences avec

le péritoine, l'auteur de l'observation soupçonna que toutes ces parties étaient sorties,
pour venir former les masses dont il vient
d'être question. « C'est sans doute pour cette
» cause, dit-il, que cette dame se plaignait
» si souvent de douleurs dans les aines au
» commencement de la maladie. » Nous verrons bientôt quel crédit mérite cette opinion.

Parmi le grand nombre de tumeurs scrotales et vaginales qui pullullent au Japon et
en Egypte, on n'a pas recueilli un seul exemple de tuméfaction du ventre. Cette variété
ne doit cependant pas être rare dans ces climats, quoique peut-être moins fréquente que
parmi nous. La rigidité que l'atmosphère
chaude et sèche de l'Egypte donne à la peau,
ne doit-elle pas lui communiquer une densité propre à lui faire offrir une certaine résistance au fluide épanché après chaque colique? On pourrait expliquer par là pourquoi, dans ce pays, l'épanchement du liquide
paraît avoir lieu de préférence au fond du bassin, comme nous en donnent la preuve les tumeurs du fondement et du vagin qu'on y voit
être si fréquentes. Cependant, il est probable
qu'il y existe quelque chose d'analogue à ce que

nous venons de décrire, si l'on doit en croire
le rapport des médecins français, qui ont été
frappés des gros ventres de certaines Egyptien-
nes. Ils les ont pris à la vérité pour de simples défauts de conformation ; mais si l'on
considère que ces gros ventres existent conjointement avec ces énormes *hernies ombilicales* et scrotales, et sous la même influence
qui fait naître l'éléphantiasis des Arabes, on
pressentira facilement leurs causes. Forcés d'en
parler sur un examen superficiel, par le peu
de communication que la jalousie de ces peuples orientaux permet entre les étrangers et
leurs femmes, ces médecins ont pu facilement s'y méprendre.

L'immense collection de fluide que portait
la dame de Berlin serait par-tout extraordinaire ; et l'on peut croire qu'il en est peu de
semblables dans les lieux mêmes où la maladie qui les produit, règne d'une manière
endémique. Quoi qu'il en soit, elle aurait pu
diminuer beaucoup au moyen des évacuations
copieuses qui ont ordinairement lieu par la
partie affectée durant les accès ; mais ces évacuations paraissent avoir manqué chez cette
dame, car il n'en est pas fait mention ; au
lieu qu'on est effrayé du volume qu'aurait ac-

quis le bras de la religieuse de Sienne , sans
l'exsudation considérable qui se faisait à de
certaines époques , à travers les pores dilatés
de la tumeur, et sans l'écoulement qui résultait des crevasses de la peau; moyen de soulagement dont il paraît que la première malade a été encore privée.

Nous avons pu remarquer la surprise des
médecins qui pratiquèrent l'ouverture du cadavre de la dame de Berlin, à la vue de ces
grosses masses dont la présence excita chez
eux tant d'admiration et une stupeur générale. Si l'on se rappelle que les glandes sont
composées de cellules d'espace en espace ,
on sera frappé de l'analogie qui existe entre
l'intérieur des tumeurs décrites , et celui de
ces organes. D'un autre côté, si l'on considère la figure de ces corps monstrueux, on
reconnaîtra la grappe que forment en diverses
parties la réunion des glandes lymphatiques.
A la vérité, des circonstances qu'il est impossible de déterminer, ont peut-être détruit
dans la tumeur située vers l'ombilic, l'ordre
dans lequel elles sont ordinairement rangées;
mais cet ordre n'ayant rien de symétrique
et de fixe, une telle considération est de peu
de conséquence. Serait-il donc permis de con-

clure de ce qui précède, que ces corps ne sont autre chose que les glandes inguinales extraordinairement tuméfiées, et dont les rapports de position auraient été détruits par l'énorme quantité de fluide épanché sous les tégumens? La conclusion ne serait peut-être pas assez rigoureuse, et l'on est trop peu avancé dans l'étude des dégénérescences organiques pour pouvoir fixer une opinion sur ce sujet.

Cependant, on peut affirmer dès ce moment que celle de l'auteur de l'observation ne pose sur aucun fondement raisonnable, puisqu'en supposant que la tumeur gauche fût une désorganisation des accessoires de la matrice, il resterait toujours à expliquer l'origine de la droite qui présente les mêmes parties constituantes et le même arrangement dans ces parties.

§ IV.

Histoire de Ketwig.

Cette observation que nous allons rapporter est d'autant plus curieuse, que le dessin qu'on nous a conservé de la maladie qui en fait le sujet, ressemble beaucoup à celui que M. Larrey vient d'apporter d'Egypte, et qu'il a placé à la tête de son Mémoire sur le sarcocèle.

Chrétien Ketwig avait en 1723 le scrotum énorme dans toutes ses dimensions, pendant jusqu'aux genoux , de couleur naturelle , rude et rouge à l'endroit qui touche aux cuisses , dur et sans douleur. Les testicules étaient à leur place , de chaque côté de la partie supérieure de la tumeur ; ils étaient sensibles au toucher, et le malade ressentait de la douleur quand on les pressait trop fort. Le pénis était très-allongé , gros à proportion et fort dur ; la distance de l'aine à l'extrémité du prépuce avait une aune (1). Les aines étaient dans leur état naturel ; les cuisses , les jambes et les pieds présentaient une tuméfaction considérable , et vers les genoux et les talons on remarquait des rugosités et des fissures.

Ketwig attribuait cette maladie à un érysipèle intermittent , qui attaqua d'abord les jambes et les pieds, et se propagea jusques sur le scrotum. Il pouvait marcher mal-

---

(1) Nous ne connaissons pas l'aune dont s'est servi l'auteur de cette observation ; il est probable qu'elle était plus petite que celle de Paris.

gré le poids de cet énorme volume, et se résigna même à supporter son incommodité, plutôt que de se livrer à un traitement douloureux. Son appétit était bon, ses digestions se faisaient bien, et il n'avait d'autre incommodité que de tems à autre un peu de difficulté d'uriner (1).

Deux ans après (2), en 1725, toutes ces parties étaient devenues plus considérables. Le scrotum tombait plus bas de quelques pouces ; le pénis était monstrueux et plus long que le scrotum : il avait treize doigts de circonférence, allait en diminuant, se terminait par une grosseur rouge semblable à une grosse noix, qui était formée par le prépuce. Au-dessus de cette grosseur, recourbée en arrière et comme arrêtée par le frein, on voyait un trou par lequel on pouvait introduire le petit doigt, et qui conduisait au canal de l'urètre. Les testicules étaient si fort enveloppés dans la tumeur, qu'on ne pouvait les sentir comme auparavant. Le scrotum et la verge étaient presque entièrement recouverts de rugosités, de petits tubercules et d'iné-

----

(1) Ephem. Cur. nat. vol. 1, obs. 108, pag. 212.
(2) Act. Léips. ann. 1725 ou 1726.

galités plus ou moins sensibles (1). Le malade étant mort d'une maladie étrangère à celle-ci, on fit l'ouverture du cadavre.

Après avoir incisé la tumeur, on vit que la peau était trois fois plus épaisse que dans l'état naturel, avec plus ou moins de consistance, mais présentant en général une assez grande compacité. Elle paraissait composée de petites cellules ou séparations qui contenaient une humeur gélatineuse et épaisse, comme dans autant de petites poches. Il en était de même aux pieds, sur lesquels on fit plusieurs incisions, et de même aussi dans les tégumens du pubis. Les testicules paraissaient au milieu de cette tumeur, enflés comme le reste. Le testicule droit, après qu'on l'eut dépouillé de sa tunique vaginale, n'était pas moindre qu'un œuf d'oie. Il était divisé en trois compartimens ; un fluide semblable à celui dont il a déjà été fait mention, séjournait à la partie supérieure et à l'inférieure ; et le centre était occupé par un corps de la grosseur d'une noix ou à-peu-près, dans lequel venaient se rendre les canaux déférens , sans avoir éprouvé beaucoup d'altération. La

____

(1) Voyez planche Ire , fig. 3.

tunique albuginée était bien plus épaisse que dans l'état naturel, et contenait dans son épaisseur un fluide pàle, logé dans de petites cases de la même manière que dans un citron. C'était elle qui renfermait cette collection d'humeur qu'on a remarquée plus haut à la partie supérieure et inférieure du testicule. Après avoir ouvert la tunique vaginale du côté gauche, il en sortit deux livres d'un fluide séreux et peu coloré : du reste, les choses se trouvèrent dans le même état que dans le côté opposé. Lorsqu'on eut enlevé l'épaisse enveloppe qui recouvrait le pénis, laquelle avait plus de trois doigts, on vit que cet organe était de grandeur naturelle, et même plus petit qu'il n'aurait dû l'être, et l'on ne put insufler les corps caverneux, comme il est facile de le faire ordinairement. Tout le reste du corps était en bon état, excepté le rein droit dont l'ulcération avait sans doute causé la mort.

L'avis des médecins fut partagé sur cette maladie : les uns la traitèrent de squirre, les autres de sarcome, d'autres enfin la nommèrent sarcocèle. Ce n'est pas ici le moment d'apprécier la valeur de chacun de ces noms ; ne nous occupons qu'à faire remarquer les

rapprochemens nombreux que nous offrent
entre elles les trois ouvertures de cadavre
que nous venons de citer. Si la marche de
la maladie n'est pas décrite dans ces observations, comme il serait à désirer, c'est néanmoins un grand avantage qu'on nous ait trahs-
mis ces précieux détails : ils font sentir l'i-
dentité qui existe entre ces affections monstrueuses dont on a voulu faire autant de maladies séparées.

§ v.

*Rapprochement de ces maladies avec l'an-
drùm, le pérical, la maladie glandulaire
de Barbade, ect.*

Les preuves s'accumulent à mesure que
nous avançons. L'ouverture des corps, ce
moyen précieux d'instruction si bien mis en
usage de nos jours, sert à donner une conviction qu'on ne pourrait obtenir d'un examen
superficiel et d'un simple rapport de formes.
Tous les signes extérieurs et les altérations
internes se réunissent donc ici pour effacer
le moindre doute, et ces érysipèles périodiques qui ressemblent si parfaitement aux
premiers symptômes de notre maladie, et ces

tumeurs énormes et sans douleur qui laissent aux fonctions toute leur intégrité , et aux membres qu'elles affectent , la liberté des mouvemens , et cette épaisseur de la peau , divisée en petits compartimens toujours les mêmes soit en Asie , soit en Afrique , soit en Amérique , soit en Europe , ne donnent-ils pas la preuve la plus complète que le *périeal* et *l'andrùm* de Kæmpfer , que l'*éléphantiasis* de Rhazès , que les *hernies charnues* de Prosper Alpin , que le *sarcocèle* d'Egypte , que la *maladie glandulaire* de Barbade , sont absolument de la même nature que la maladie de la femme Bastieu , de la religieuse de Sienne , de la dame de Berlin , de Ketwig , et d'une foule d'autres habitans de l'Europe ? En effet , il serait aisé de multiplier les exemples. A la vérité , ils ne sont pas tous aussi extraordinaires que ceux qu'on vient de lire ; mais ils présentent tous des faits susceptibles des mêmes rapprochemens. C'est ainsi que dans les Ephémérides des curieux de la nature , Reissellius fait mention d'une maladie qu'il distingue de l'hydrocèle et qu'il appelle hernie gélatineuse : il en a vu plusieurs exemples ; entre autres, sur un jeune homme qui, à l'occasion d'une fièvre , « non pas continue, dit-il, non pas maligne, mais rémittente, dont l'accès arrivait chaque fois la nuit », eut un gonflement extraordinaire au scrotum et à la figure. Tous les remèdes furent inutiles; enfin la vessie sembla s'attaquer un jour, et sur-le-champ la tumeur diminua insensiblement. L'humeur qui était répandue çà et là sous forme de petits globules gélatineux, se dissipa petit à petit, et vers la fin de l'année il ne resta plus qu'un léger gonflement du côté droit. Dionis a donné la gravure d'une tumeur semblable dans son Traité d'opérations. On a observé à Londres de pareils engorgemens, et l'on en rencontre de tems en tems à Paris et dans le reste de la France.

La tuméfaction des jambes et des pieds n'est pas non plus sans exemple parmi nous. Lorsque Cleyer publia en Europe une lettre sur les pieds bossus des sectateurs de St.-Thomas, au Malabar, Chrétien Mentzell fit paraître aussitôt la description de deux maladies pareilles qu'il avait sous les yeux. L'une était un engorgement monstrueux à l'extrémité inférieure gauche, d'un poids et d'un volume énormes, et qui durait depuis quinze ans. Il prenait du haut de la cuisse jusqu'au pied : la cuisse avait plus du double de

la grosseur naturelle ; le genou l'égalait
en volume ; la jambe était encore plus considérable, surmontée de grosses protubéran-
ces, formant des inégalités bizarres, s'éten-
dant sur l'articulation du pied et sur le pied
lui-même : elles défiguraient et masquaient
toutes ces parties par des gibbosités qui ne
peuvent être comparées qu'à celles qui surviennent sur les extrémités des habitans de
l'île de Barbade (1). Cette maladie eut pour
cause un érysipèle revenant à chaque pleine
lune, et faisant ressentir à la jambe des douleurs très-vives, que la malade comparait à
celles qu'aurait pu produire la morsure de
plusieurs vers : il s'était formé des crevasses
à la peau, d'où s'écoulait une humeur séreuse.
Le second exemple était de la même nature
et se bornait à la jambe (2). Ils se voyaient
tous les deux sur des femmes, et le dernier
se compliquait avec la goutte qui avait rempli les mains de la malheureuse qui le présentait, d'énormes nodosités (3).

---

(1) Voyez planche Ire , fig. 4, et planche IV.

(2) Planche Ire. fig. 5.

(3) Ephem. Cur. nat. Dec. 11, an. 1, page 53.

M. Deidier adressa en août 1710, une lettre à M. Prat, sur un bras monstrueux par sa grosseur, et dont l'histoire est à-peu-près la même que celle du bras de la religieuse de Sienne. M. Anel, chirurgien, fit imprimer à Paris, en 1722, la *Relation d'une maladie extraordinaire*, qui n'était autre chose qu'une énorme tuméfaction du ventre, susceptible de plus d'un rapprochement avec la maladie de la dame de Berlin.

On trouve dans Fréd. Hoffmann, dans Félix Plater, dans les Ephémérides des curieux de la nature, un grand nombre de faits que l'analogie nous a portés à regarder comme devant être rangés dans la même catégorie que la maladie que nous décrivons, mais qu'une sage retenue nous a empêchés de placer ici, parce qu'ils n'ont peut-être pas la même évidence que ceux qu'on vient de lire. Nous ne pouvons cependant passer sous silence l'histoire d'un enfant, qui présente plusieurs circonstances intéressantes.

Cet enfant était une fille qui naquit bien constituée, et les membres bien conformés : on voyait seulement à la main gauche une tumeur douloureuse, qui donnait à cette main l'apparence d'une écrevisse marine. Dans peu

de jours, les accidens se calmèrent, la tumeur se dissipa, et il ne resta aucune différence de l'une à l'autre main. Deux semaines
après, on s'apperçut que l'enfant prenait une
chaleur surnaturelle, et sur-le-champ la joue
droite se gonfla et présenta une tache rouge
qui se convertit en érysipèle, qu'on vit bientôt s'étendre sur le nez et la joue, et les mettre
de niveau. L'érysipèle étaut dissipé, il resta
sur la figure et le haut de la tête, des petites tumeurs qui déformaient ces parties. L'oc-
ciput, le cou, les épaules, le dos, les bras,
les mains éprouvèrent tour-à-tour le même
sort : la poitrine seule et le front étaient restés sans altération. Chaque fois que l'une ou
l'autre de ces parties était attaquée, l'enfant
devenait très-malade, les fontanelles s'affais-
saient, signe ordinairement funeste, et la face
devenait hippocratique. Cependant, ces inflammations partielles n'avaient pas plutôt
cessé, qu'elle recouvrait en peu de tems ses
forces, et les membres se dégonflaient insensiblement. La santé s'étant maintenue pendant quelque tems, on crut le mal entièrement dissipé ; mais bientôt les lombes, les
fesses, les aines furent affectés de la même
manière. Les cris de la petite malade don-

nèrent la conviction que les douleurs, cette
fois, étaient plus fortes que celles qu'avaient
fait éprouver les autres parties. Cette attaque
dura trois semaines, et ses divers paroxismes
firent gonfler les jambes et les cuisses de manière à les rendre trois fois plus grosses que
dans l'état naturel.

La première dentition se fit sans accidens;
les jambes se couvrirent de petites écailles
qui tombèrent, et la peau se renouvela. A
l'âge de deux ans, il vint des croûtes lai-
teuses à la tête, et de légers engorgemens
glanduleux au cou. Quelques mois après, la
petite malade fut prise de lassitude, de dégoût, d'impossibilité de se mouvoir, et d'une
douleur vive dans les pieds. Les premiers
jours, les genoux étaient le siége d'une tumeur blanche et dure, qui les jours suivans
s'étendit jusqu'aux pieds. Tout le membre
était gonflé également, et sans que la peau
eût changé de couleur. On sentait de petits
tubercules sous-cutanés, comme des glandes
endurcies, de différentes grosseurs, et la trace
de ces petits tubercules était indiquée par de
petites taches rouges qui prirent bientôt une
teinte plus foncée, et finirent par disparaître
avec le reste. Quelque tems après, ces accidens

se renouvelèrent et parcoururent successivement les lombes, les bras et les pieds. Toutes
ces parties ne furent pas long-tems à revenir
à leur état naturel, excepté les membres inférieurs qui étaient avant ces derniers accès
très-engorgés, et qui restèrent dans cet état (1).

Enfin, il y a peu de tems qu'il est mort à
l'hospice de l'Ecole de médecine de Paris, une
femme qui avait la moitié du corps, y compris le sein, très-enflée : elle ne souffrait de
cette incommodité que lorsque des inflammations périodiques venaient exaspérer la sensibilité de ce côté. Elle succomba dans une de
ces inflammations, et son cadavre présenta
à-peu-près les mêmes détails que nous avons
vus plus haut. La peau était lisse et de couleur naturelle.

Les faits que nous venons de citer dans ce
chapitre, épars dans les journaux, et dans
quelques recueils d'observations, nous ont été
presque toujours transmis comme extraordinaires, et s'éloignant de la règle commune.
Les médecins qui les ont observés, ne les ont

----

(1) Ephem. Cur. nat. Dec. 11, an. 3, *de Erysi-
pelate raro.*

rattachés à aucun système nosologique, ou s'ils l'ont fait, c'est avec un désavantage si évident, que lors même qu'on ne pouvait concevoir la nature de ces maladies, on sentait l'inconvenance des noms qu'on leur avait donnés. Il semble que les trois exemples monstrueux dont nous venons de retracer l'histoire, aient été placés à quelque distance l'un de l'autre, soit pour le tems, soit pour le lieu, afin de servir d'utiles avertissemens qui auraient dû fixer l'attention des médecins; mais personne ne s'est occupé de les rapprocher, et l'on ne s'est pas même avisé de penser jusqu'ici, qu'ils fussent susceptibles de l'être. Le premier a été regardé comme une tumeur extraordinaire et sans exemple, le second comme une hydropisie enkystée, et le troisième comme un squirre ou un sarcocèle, sans qu'on ait réfléchi depuis qu'ayant le même siége ils pouvaient avoir la même nature.

§ VI.

Sennert et Hoffmann décrivent la maladie sous le nom d'érysipèle et de fièvre érysipélateuse.

C'est un objet digne de remarque que la

plus grande partie des observations dont nous avons fait usage, soient sorties des livres des médecins allemands. Serait-ce que le retour de l'esprit observateur et de la bonne médecine aurait été plus précoce dans ce pays que par-tout ailleurs? Ou bien doit-on l'attribuer à quelques circonstances particulières, propres à rendre cette maladie plus fréquente dans cette partie de l'Europe? Sans détruire la première de ces raisons, il semble que la dernière n'est pas sans fondement. Sennert, qui exerçait la médecine en Saxe, paraît l'avoir fréquemment rencontrée : Hoffmann, médecin du roi de Prusse, a postérieurement écrit qu'elle était une maladie familière aux lieux qu'il habitait. Elle y reparaît dans certaines saisons comme les autres maladies intercurrentes; c'est du moins ce que tous deux donnent à entendre dans le chapitre de leurs œuvres médicales qui traite de l'érysipèle et de la fièvre érysipélateuse.

« Lorsque, dit le premier, l'humeur éry-
» sipélateuse se porte aux glandes, et aux
» émonctoires situés sous l'aisselle et au pli
» de l'aine, on ressent une douleur et on s'ap-
» perçoit d'une tumeur dans ces parties comme
» il arrive dans la peste. Une ligne droite

» formée par une trace de taches rouges des-
» cend du lieu douloureux ou engorgé sur
» le membre : l'invasion de ce mal, presque
» semblable à celle de la peste, a lieu par
» une horreur et une chaleur fébrile, de telle
» sorte que ceux qui n'ont jamais éprouvé
» cette affection, et qui ne sont pas sujets aux
» paroxismes fréquens qu'elle produit, pen-
» sent être attaqués d'une maladie pestilen-
» tielle, jusqu'à ce que l'inflammation se ma-
» nifeste sur la cuisse ou par-tout ailleurs. »
« La fièvre érysipélateuse, dit le second,
» se rapporte à la classe des maladies exan-
» thémateuses. Elle n'a pas toujours la béni-
» gnité et la simplicité qu'on lui attribue vul-
» gairement ; au contraire elle a des rapports
» multipliés avec la plus atroce des maladies,
» avec la peste. Elle commence en effet comme
» cette dernière, par un frisson intense, la
» chaleur, la prostration des forces, une vio-
» lente douleur du dos et de la tête, des vo-
» missemens et du délire. Les glandes de l'aine
» s'engorgent , deviennent douloureuses ,
» se couvrent de rougeur, et de là l'inflam-
» mation se propage jusques aux pieds... De
» même que la peste, cette maladie peut se
» porter indifféremment sur toutes les glan-

» des... Elle n'est pas au même degré sur
» tous les individus ; tantôt elle est peu in-
» tense et de courte durée, tantôt elle est
» plus grave et se prolonge singulièrement :
» lorsque l'inflammation qu'elle produit est
» grande et profonde, que la sensibilité de
» la partie est exquise, son pronostic de-
» vient fâcheux, car ou le membre se couvre
» d'une rougeur livide, et tombe bientôt spha-
» célé, ou bien il survient une suppuration
» qui donne lieu à des ulcères de mauvaise
» nature, à des fistules et à la gangrène. La
» terminaison la plus heureuse se fait par
» une énorme tumeur du pied, qui est telle
» que les jambes excèdent du triple la gros-
» seur naturelle, et qui se dissipe très-diffici-
» lement....

» Les habitans de la Westphalie, très-sujets
» aux inflammations, le sont principalement
» à cet érysipèle, qui leur laisse dans les
» pieds des tumeurs œdémateuses et érysi-
» pélateuses...

» Cette maladie est sujète à des retours
» plus ou moins rapprochés. Ils ont lieu quel-
» quefois tous les ans, quelquefois aux équi-
» noxes, et d'autres fois tous les mois ».

M. le professeur Pinel comprend sous le

nom d'érysipèle , cette phlegmasie de la peau, légère, superficielle, non circonscrite , étendue en largeur, d'un rouge foncé disparaissant par la pression, et se renouvelant aussitôt; dont le début est marqué par des lassitudes spontanées, des frissons, des nausées, et qui présente souvent une correspondance évidente avec certains désordres intérieurs. Mais quelle est cette maladie décrite par Sennert et Hoffmann , sous le nom d'érysipèle , et dont l'invasion, semblable à celle de la peste (1), se manifeste tout-à-coup par un frisson intense, de la chaleur, la prostration des forces, des vomissemens, une violente céphalalgie, des douleurs dans le dos, quelquefois du délire, un bubon à l'aine ou à l'aisselle , et un érysipèle sur l'une ou l'autre de nos parties ? Quelle est cette maladie dans laquelle l'humeur se porte le plus souvent sur les glandes inguinales qui s'engorgent, deviennent douloureuses, se couvrent de rougeur, et de-là descend aux pieds pour y former des tumeurs qui tantôt s'ulcèrent et

---

(1) Voyez les œuvres de ces médecins, aux articles érysipèle et fièvre érysipélateuse.

14

se gangrènent, tantôt se couvrent de petites fistules, ou dégénèrent en des masses informes qui excèdent trois fois la grosseur naturelle du membre, et se guérissent très-difficilement ? Nous le demandons, quelle est cette maladie, sujète à des retours irréguliers, et qui diffère de l'érysipèle par les signes qui la font ressembler à la nôtre ? Quelle est-elle, si elle n'est pas la *maladie glandulaire de Barbade* ou celle de madame Bastien? N'est-ce pas la même invasion, la même marche, les mêmes symptômes que ceux observés par les médecins anglais, ou qui sont maintenant sous nos yeux ?

Et, quoique le médecin de Prusse nous présente la fièvre érysipélateuse comme souvent accompagnée de symptômes de mauvais caractère et tout-à-fait étrangers à l'affection qui nous occupe; quoiqu'il la regarde comme dangereuse et pouvant devenir funeste, ces circonstances sont bien moins la preuve de la différence des deux maladies, que la confirmation de l'opinion du d⁻ct. Hendy, qui dit formellement dans son ouvrage que la fièvre concomittante de la maladie de Barbade est susceptible de prendre avec beaucoup de facilité le type de l'épidémie régnante, ou de

recevoir toute autre complication. On peut
d'ailleurs se convaincre par la lecture atten-
tive des histoires particulières rapportées dans
les livres de Hoffmann, que parmi les malades qui en font le sujet, ceux qui ont suc-
combé, n'ont dû leur mort qu'au funeste mélange d'une fièvre ataxique ou adynamique
avec l'affection érysipélateuse ; ce qui donne
même lieu d'observer à cet auteur, que dans
l'érysipèle dont il s'agit, la mort est toujours
déterminée par la fièvre, qui doit influer d'une
manière très-marquée jusques sur les symptômes locaux. Il est aisé de concevoir que
la gangrène de la partie affectée, par exemple, peut être le prompt effet de l'affaissement,
de la prostration, de l'anéantissement des
forces de la vie, résultant de la fièvre adynamique.

S'il est donc vrai que la fièvre érysipélateuse, rangée par Sydenham dans la classe
des intercurrentes, soit la maladie de Barbade
ou celle que nous décrivons, comme le donne
à penser le tableau qu'en ont tracé Sennert
et Hoffmann, on doit les confondre toutes
sous le même point de vue, et sur-tout mettre
la dernière au nombre des maladies exanthé-
mateuses, susceptibles de reparaître sous l'in-

fluence de certaines saisons ou de certaines modifications de l'atmosphère. Nous avons déjà
vu qu'il en était ainsi dans l'île de Barbade ;
et l'histoire des épidémies dans nos climats
pourrait fournir quelques faits à l'appui de
cette opinion, s'il régnait dans la description
de certaines maladies qui ont exercé leurs
ravages dans les siècles voisins de la barbarie,
moins d'exagération et plus de clarté. Le feu
sacré ou feu S.-Antoine, mal cruel que l'on
ne peut connaître que par ce que nous en apprennent les historiens, n'était, si l'on doit
en croire Sennert, Sydenham et Frédéric
Hoffmann, qu'une fièvre érysipélateuse.

§ VII.

*Des parties méridionales de l'Europe, où
la maladie est endémique.*

Ressouvenons-nous du climat de l'Espagne,
et de l'extrême vicissitude qui règne dans sa
température. Les montagnes des Asturies
sont fort escarpées, sur-tout du côté du nord.
Accumulées, pressées les unes contre les
autres, elles forment des vallées profondes,
étroites, et par conséquent fort obscures. Cette

circonstance, et le voisinage de l'océan, concourent à produire la plus grande humidité
dans cette contrée. Il résulte encore de la position des vallées, qui sont toutes dirigées
vers le nord, que depuis le mois de mai jusqu'à celui d'août, il souffle le matin de petits
vents froids et humides qui sont très-dange-
reux. Chaque jour amène dans ce pays les variétés de chaque saison; aucune n'est réglée:
rien n'est constant que l'humidité. Si les Asturies doivent une partie des phénomènes atmosphériques qu'on y remarque à leur latitude,
elles en doivent encore bien davantage aux
localités, à la hauteur des terres, à l'étroitesse
des vallons et à la direction que ces derniers
impriment aux vents du nord et d'est, qui
soufflent le plus constamment. C'est à l'influence de ces localités qu'il faut attribuer la
grande quantité de maladies endémiques
qu'on y voit régner; c'est, sans doute, à cette
influence que leurs habitans doivent la maladie qui nous occupe, et qu'on voit chez eux se
compliquer avec la lèpre ou la gale. M. Thié-
ry, dans ses *Observations de physique et de
médecine, etc.*, dit à ce sujet que « dans la
» troisième espèce de lèpre, outre les symp-
» tômes communs aux deux autres, les jambes

» et les cuisses s'enflent. Cette enflure et la
» difformité qui en résulte sont extraordinaires
» et vraiment monstrueuses. Il est rare que
» les deux extrémités soient prises ensemble :
» le plus souvent il n'y en a qu'une d'enflée.
» Elle présente à-la-fois pustules, croûtes, va-
» rices, ulcères incurables. La tumeur n'est
» point œdémateuse, on la croirait plutôt
» charnue ; elle fournit une odeur insoute-
» nable, lors même que l'ulcération est très-
» légère. Cette troisième espèce, qu'on peut
» bien nommer éléphantiase, est fort com-
» mune en ces contrées. Un gonflement
» énorme de l'une des mains, et que l'on
» voit souvent ici, paraît être un degré adouci
» de cette troisième espèce (1). L'enflure est
» assez molle sans être œdémateuse ; l'impres-
» sion du doigt n'y reste point ; elle est à peu-
» près indolente et ne change point la couleur
» de la peau : les femmes y sont plus sujètes
» que les hommes. Ce mal qui rend l'une des
» mains, rarement les deux, semblable à

(1) Voyez planch. II fig. 4 : cette figure représente
la main et le bras d'une anglaise dont Fabrice de Hilden rapporte l'histoire. Cent. 4, obs. 69.

» celle d'un géant, a résisté à tous les remèdes ;
» la plus affreuse gale s'y joint quelquefois :
» on guérit celle-ci et l'enflure reste ; elle
» n'altère pas au reste considérablement la
» santé ». Cette maladie règne en même
tems qu'une foule d'autres affections lymphatiques en Castille, aussi bien qu'aux Asturies.

§ VIII.

*L'endurcissement du tissu cellulaire,
chez les nouveaux-nés, paraît n'être
autre chose que la maladie que nous décrivons.*

Revenons maintenant au milieu de nous,
pour fixer notre attention sur la suite de phénomènes que présentent les enfans nouveaux-
nés attaqués de *l'endurcissement du tissu
cellulaire*, endémique dans les hôpitaux de
Paris (1). Arrêtons-nous un instant sur cette
maladie qui va nous frapper par ses nombreux
points de ressemblance avec celle que nous

____

(1) Mémoire de la Société royale de médecine,
ann. 1784, 1785, pag. 207 et suiv.

décrivons. Ses symptômes sont un engorgement considérable du tissu cellulaire, sur-tout
aux extrémités, aux joues et à la région du
pubis. Les jambes sont quelquefois tellement
enflées, qu'elles paraissent arquées, et la
plante des pieds convexe, au lieu d'être con-
cave; les parties malades sont d'un rouge
pourpre, et d'une dureté telle que le doigt ne
peut y faire aucune impression : ce gonflement est accompagné de contraction dans les
membres et dans les mâchoires. Si après la
mort on fait des incisions sur les tumeurs, il en
sort une sérosité abondante et de couleur
foncée qui se concrète à la chaleur. La peau est
épaisse et lardacée; les glandes et les vaisseaux
lymphatiques sont engorgés, non-seulement
dans le membre, mais encore sur le mésentère.

L'analogie est parfaite et laisse peu de chose
à désirer; nous la saisissons avec d'autant plus
d'empressement, que les hôpitaux de Paris ne
sont pas le seul théâtre où cette maladie dé-
ploie ses ravages sur les nouveaux-nés. Nous
savons qu'à Saint-Étienne en Forez, les enfans sont tout-à-coup saisis d'un engorgement
des extrémités inférieures ou supérieures, qui
est tantôt rouge, et tantôt de *couleur naturelle.*
Son invasion est toujours accompagnée de

fièvre intermittente, et quelquefois de continue, avec ou sans mouvemens convulsifs. Pendant les paroxismes, les enfans sont violemment tourmentés, et refusent de prendre le mamelon (1). N'est-ce pas évidemment la description de la maladie que nous venons d'avoir sous les yeux ? Il est fâcheux que M. Nodeau, qui nous l'a transmise, n'ait pas spécifié si la fièvre continue accompagnait toujours l'engorgement sans altération de couleur à la peau, et si la fièvre intermittente était réservée à celui qui présentait de la rougeur. On sentira bientôt de quelle importance eût été cette distinction.

____

(1) *Ibid.*

CHAPITRE VII.

La maladie décrite d'après les symptômes qu'elle présente dans les divers climats, et sur les différentes parties du corps qu'elle affecte. Elle n'est ni contagieuse ni héréditaire ; elle sévit sur les individus de tous sexes, de tout âge et de toutes conditions. Ses complications.

§ Ier.

TABLEAU GÉNÉRAL.

Son invasion est brusque et inattendue ; elle n'est ordinairement annoncée par aucun symptôme précurseur, par aucune disposition particulière : cependant, après une durée de plusieurs années, une soif inextinguible a lieu quelques jours avant les accès, et leur sert de prélude.

On ressent d'abord une douleur plus ou moins vive dans une glande ou sur le trajet des principaux troncs des lymphatiques ; presque toujours une corde dure, noueuse et tendue, ressemblant tantôt à un amas de petites phlyctènes, tantôt à un chapelet de petites glandes tuméfiées, suit la même direction que les douleurs. Quelquefois cette *corde* est surmontée d'une trace rouge qui a la largeur d'un ruban de fil, et d'autres fois elle n'est sensible qu'au toucher. La partie affectée rougit, se gonfle et prend une apparence érysipélateuse, et dans certains cas phlegmoneuse; l'articulation voisine est maintenue roide, et fléchie par la contraction des muscles fléchisseurs; et si le bas-ventre est le siége du mal, cette contraction produit un sentiment d'étouffement. La fièvre concomittante doit surtout fixer notre attention; elle présente un frisson prolongé qui a le singulier caractère de redoubler au moindre mouvement : il est accompagné de nausées et de vomissemens dont il semble inséparable, sur-tout dans les accès un peu marqués : s'il cesse, on les voit s'arrêter tout-à-coup ; s'il recommence, ils reprennent en même tems que lui. Ils ne font rejeter que les boissons qui se trouvent déjà dans l'estomac, ou, si malheureusement ce viscère ne contient rien, leur violence fait quelquefois rendre du sang. La bile ne vient

qu'en petite quantité, et après des efforts réi-
térés ; son passage dans la bouche laisse un
goût d'amertume, quoique la langue soit
d'une belle couleur. Les nausées fatiguent
beaucoup les malades ; ils sentent le besoin
de vomir, quoiqu'ils ne rendent que de l'eau
ou de la tisanne, et lorsqu'ils y parviennent
après de violens efforts, leur malaise et leur
anxiété diminuent. Le délire survient quelquefois. Les malades sont presque toujours
tourmentés d'une soif très-grande, et dans
quelques cas inextinguible. La chaleur qui succède est intense. Les sueurs sont tellement
copieuses, qu'elles traversent des linges pliés
en plusieurs doubles : elles sont tantôt générales, tantôt partielles, et souvent l'un et l'autre tour-à-tour. Cette chaleur et ces sueurs
ne sont pas séparées du frisson, de manière
qu'ils ne puissent jamais se confondre. On
peut voir cette réunion toutes les fois que le
malade se remue pendant le second stade de
l'accès ; car les douleurs, le frisson, le vomissement qui étaient un peu appaisés, se renouvellent aussitôt, et ces symptômes se réunissent alors avec une chaleur intense de la
peau, et une sueur qui ruisselle du front et
de tout le corps.

Après une durée qui varie suivant les sujets (1), cette sorte de fièvre laisse dans la
partie affectée un gonflement et une inflammation qui continuent pendant plusieurs jours.
L'inflammation se dissipe, mais le gonflement,
quoiqu'il diminue d'abord avec elle, augmente bientôt de jour en jour dans les deux
ou trois mois qui suivent. Au commencement
de la maladie, la tumeur paraît œdémateuse ;
mais par suite elle devient très - dure et ne
cède pas à l'impression du doigt. Lorsqu'une
glande lymphatique a été engorgée , elle reste
quelquefois dure et comme squirreuse, ou
bien tombe en suppuration , si le mal a trop
d'intensité : cette dernière circonstance peut
entraîner la gangrène ou former dans la substance cellulaire des abcès qui donnent lieu
à des suppurations abondantes ou à des ulcères
très-rebelles. De pareils accidens n'arrivent pas
toujours; assez souvent au contraire, il n'y
a qu'une légère rougeur érysipélateuse , un

____

(1) C'est par une sorte d'habitude spasmodique ,
que le système lymphatique contracte facilement ,
que la fièvre se continue long-tems après l'accès :
une potion calmante la fait toujours cesser.

simple engorgement œdémateux : la partie n'enfle pas à mesure, et la santé n'est presque pas altérée.

§ 11.

Signes particuliers de la maladie, suivant la partie sur laquelle elle se fixe.

Cette maladie peut se porter sur toutes nos parties indifféremment, mais elle se fixe de préférence sur quelques-unes. Lorsqu'elle attaque l'extérieur de la tête, l'engorgement qui en résulte se dissipe plus facilement que dans les extrémités inférieures; et il arrive alors un écoulement par le nez, par les yeux ou par la bouche (1), ou bien il paraît sur la poitrine une éruption de boutons d'une nature particulière qui rendent sans douleur une sérosité lymphatique (2): quelquefois nous l'avons vue fixée à la face et produire une tuméfaction permanente des paupières, des joues, du nez et des lèvres, ou d'un seul côté de la figure; ce

----

(1) Fréd. Hoff., tom. 4, obs. 42, page 89 et obs. 51. Ephem. Cur. nat. Dec. 1, an. 2, obs. 260, page 390.

(2) Voyez chapitre 1er., obs. 9.

qui donnait un aspect difforme (1). Si elle se présente à la langue, elle la tuméfie horriblement (2), et peut devenir funeste en produisant la suffocation (3); elle peut aussi causer l'hémiplégie et la mort, si elle pénètre dans l'intérieur du crane (4). La poitrine et le cou n'en sont pas exempts : elle y est pourtant assez rare, quoique on l'y ait vu donner naissance à des tumeurs épaisses à la nuque, ou bien à un sentiment de pesanteur sur le diaphragme qui gênait la respiration et indiquait un épanchement, rendu bientôt plus manifeste par un hydrocèle ou l'œdématie des pieds, dont l'apparition soulageait la poitrine. Cette maladie donne au sein un tel volume, qu'il faut le soutenir avec des bandages passés derrière le cou, et qu'il devient quelquefois le siége de plusieurs duretés squirreuses, de plusieurs petits ulcères qui tiennent de la nature du can-

____

(1) *Ibid.*

(2) De La Metrie, obs. de méd. prat., page 76 , obs. 31.

Ephem. Cur. nat. Dec. 11, an. 7 , page 95.

(3) Ephem. Cur. nat. Dec. 1 , an. 2 , page 180.

(4) Fréd. Hoffm. t. 4.

cer et restent incurables (1). Elle cause sur le bas-ventre des accidens variés et tout-à-fait bizarres : aux douleurs vives , aux anxiétés qu'elle produit d'abord, succèdent une énorme tuméfaction du ventre qui simule l'hydropisie (2) , ou des grosseurs considérables à la marge de l'anus et aux grandes lèvres, ou des engorgemens du scrotum (5) ; quelquefois enfin , des déjections et un vomissement copieux d'une matière tantôt visqueuse , tantôt séreuse (4). Quand elle se fixe au scrotum , les douleurs sont très-vives : l'inflammation

---

(1) Salmuth (cent. 2 , obs. 89) parle d'une femme dont les seins augmentèrent tellement, qu'ils pendirent jusqu'aux genoux. Elle avait en même tems sous les aisselles , des tumeurs glandulaires de la grosseur de la tête d'un fœtus.

M. Borel , médecin de Castres , cite une femme dont les mamelles devinrent si grosses après une suppression de règles, qu'elle était obligée de les contenir avec des liens qui passaient sur les épaules et le cou.

(2) Voyez pag. 169, et le recueil intit. Com. de reb. in scient. nat. , tom ix, pag. 531.

(3) Pag. 93 et suiv.

(4) Ephem. Cur. nat. Dec. ii , an. 2 , obs. 67.

peut se propager au testicule, et si on ne dirige pas le traitement de manière à modérer les accidens, elle peut donner lieu à un squirre de cet organe ; mais sa conséquence la plus ordinaire est un épanchement qui donne à la partie un volume monstrueux (1). Le voisinage fait par fois éprouver à la verge les mêmes accidens : elle peut devenir d'une grandeur démesurée et tout-à-fait incroyable. C'est sur les membres que le mal se fixe le plus volontiers ; mais quoiqu'il ait occasionné dans les bras des gonflemens prodigieux (2), c'est aux membres inférieurs qu'il s'attache de préférence. Il leur donne une forme si bizarre et une dimension tellement disproportionnée avec les autres parties, qu'il est impossible de s'en faire une idée sans en avoir vu, ou du moins sans consulter les dessins que nous avons recueillis (3). Il fait naître quelquefois autour des malléoles de petits ulcères qui de-

---

(1) Voyez page 192 et suivante, le chapitre sur l'Afrique, le Mémoire de M. Larrey sur le sarcocèle, et la planche Ire., fig. 3.

(2) Page 175, et planche Ire. , fig. 1.

(3) Voyez les planches.

viennent fistuleux, dégorgent la tumeur en laissant couler une grande quantité de sérosité, et diminuent beaucoup l'incommodité de son poids. Il est rare qu'il attaque les deux jambes à-la-fois : il se fixe le plus souvent sur un seul côté.

§ III.

Variétés qui tiennent au climat ou à la manière de vivre.

C'est par des retours plus ou moins fréquens et très-irréguliers des symptômes décrits au commencement de ce chapitre, que la partie malade se trouve de plus en plus enflée. La tumeur ne présente pas toujours la même figure : tantôt elle est pleine et unie comme un sac bien rempli ou comme une outre ; tantôt elle est par étages, de telle sorte que chacun des accès paraît avoir fait sa grosseur particulière. La peau est lisse et sans changement de couleur dans les climats d'une température modérée et d'une certaine sécheresse, et suivant la fortune et les occupations des malades. Dans l'Égypte maritime, sur les rivages de Cochin, et souvent aux Asturies, elle se couvre de vaisseaux variqueux qui lui

donnent une teinte rembrunie. Cette complication est le partage des habitans des terreins
bas et humides, de ceux qui, pour cultiver le
riz, ont tout le jour les jambes dans l'eau ou
dans la fange : en effet, un tel exercice joint à
la chaleur de la température, doit singulièrement disposer aux varices. Peu-à-peu les tégumens acquièrent de la rudesse ; ils se couvrent d'écailles, ou pour mieux dire de petites verrues, dans l'île de Barbade ; de croûtes
jaunes et dégoûtantes en Égypte : on apperçoit
des traces de fissures ; il se forme des crevasses ; le membre répand une odeur fade,
nauséeuse et insupportable, qui dépend en
grande partie de la malpropreté ; tandis qu'en
augmentant à chaque accès, il devient d'un
volume énorme et d'une difformité inconcevablement variée.

La sensibilité n'est pas ordinairement dé-
truite dans les parties malades : le plus souvent elle ne diffère pas de celle du reste du
corps. Cependant il est possible que l'humeur
s'insinue dans l'interstice des muscles, s'y con-
dense, gêne les mouvemens, et émousse
beaucoup le sentiment des nerfs en les environnant et les comprimant de toutes parts. Il
en était ainsi sur quelques unes des jambes

éléphantiaques que M. Larrey a vues en Égypte, et qui ressemblaient à des masses informes paralytiques et presque insensibles. Il arrive encore souvent que les malades, exposés par leurs travaux ou leur misère, à marcher pieds nuds, présentent une peau dure, rugueuse, grisâtre ou brune, et insensible. On a pris long-tems ces rugosités, cette insensibilité pour une altération organique de la peau, tandis qu'il suffit de quelques lotions répétées d'eau chaude pour les faire disparaître. M. Bouvier, médecin très recommandable, pense avec raison que ces signes extérieurs ne proviennent que des couches successives de poussière et de boue identifiées avec l'humeur visqueuse qui s'exhale continuellement par les pores dilatés de ces sortes de tumeurs. Le mélange de cette viscosité avec les particules terreuses se desséchant par l'action de l'air, du vent et de la chaleur, forme une croûte épaisse, très-adhérente à l'épiderme, et finit par priver entièrement la peau de sa sensibilité, de son élasticité et de sa porosité. De là les crevasses, les fissures et toutes ces apparences qui ont fait naître l'idée d'éléphantiasis.

§ IV.

Elle n'est ni contagieuse ni héréditaire.

Induit en erreur par quelques signes extérieurs toujours accidentels, et par le nom d'éléphantiasis auquel on a de tout tems attaché l'idée de contagion, le docteur Hillary croit ce mal originaire d'Afrique et transporté dans les Indes occidentales, par le commerce des nègres. Le docteur Hendy est d'une opinion contraire : il se fonde sur ce que, dans la supposition de son compatriote, cette espèce d'éléphantiasis ne serait pas moins commune dans toutes les îles qui reçoivent des esclaves de Guinée, tandis qu'on lui voit affecter une triste préférence pour l'île de Barbade. D'ailleurs il est incontestable que cette maladie n'a aucune contagion et qu'elle n'est point héréditaire, puisque des époux peuvent en être attaqués, sans se la communiquer ; puisque des parens peuvent en être atteints, sans que les enfans s'en ressentent ; et que les enfans à leur tour la contractent fréquemment, sans que jamais le père ou la mère ayent éprouvé rien de semblable. Madame Bastien est mère d'un jeune garçon que la misère l'a forcée de cou-

cher à ses côtés depuis qu'il est venu au monde ;
et jamais le mal qui l'afflige n'a porté la
moindre atteinte sur ce petit malheureux.

§ v.

*Elle sévit indifféremment sur tous les âges,
sur chaque sexe, et sur les individus de
toutes les conditions.*

Les hommes et les femmes y sont également sujets, et les enfans sont loin d'en être
exempts : Cleyer pense même qu'ils l'apportent en naissant au Malabar ; mais son opinion ne peut être admise, puisqu'elle regarde
un mal qui n'est point héréditaire. Sans doute
qu'ils la contractent à la sortie du ventre de
leur mère, et c'est ce qui aura pu en imposer
à ce médecin. Schrokius a commis la même
erreur en parlant de son propre enfant ; mais
il est évident que la tumeur que sa fille portait sur la main, était nouvelle et de nature
aiguë, puisqu'elle faisait éprouver une vive
douleur, et qu'elle a disparu au bout de quelques jours (1).

____

(1) Voyez page 201.

§. VI.

Ses complications.

On a vu plus haut que cette maladie pouvait facilement se compliquer avec la lèpre : c'est même cette complication qui a porté les modernes à confondre ces deux affections. Les exemples en sont plus fréquens en Syrie, en Égypte, etc. : mais l'Europe en fournit elle-même de tems en tems quelques-uns ; et sans parler des Asturies où ils sont très-ordinaires, ne pourrait-on pas mettre de ce nombre la maladie de Jean-Baptiste Arnoult, citée par M. Ruette dans sa Dissertation sur l'éléphantiasis ? Cet Arnoult, à l'âge de quatorze ans, garda dix mois une fièvre quarte. Deux ans après son rétablissement, il tomba de cheval dans l'eau et resta mouillé plusieurs heures, exposé à un froid très-vif; pendant la nuit il fut saisi de la fièvre, et il se forma à la jambe droite une tumeur avec chaleur, tension et douleur. Depuis cette chûte sa santé fut toujours mauvaise ; la jambe resta engorgée, et il se passa peu d'années qu'il ne fût attaqué de la fièvre ; bientôt à cette première maladie vint se joindre l'éléphantiasis des Grecs. Ce jeune homme avait, lorsqu'il se présenta devant M. Ruette, de la tristesse, de l'abattement; la fibre lâche, la peau lisse, glâbre, blafarde, huileuse, presque entièrement épilée, etc. ; en un mot la plupart des symptômes qui caractérisent cette affreuse maladie se trouvaient réunis chez lui avec ceux qui peuvent donner quelque indice de l'existence de celle qui nous occupe. Une autre observation du même auteur confirme l'assertion du docteur Hendy, qui dit expressément que la *maladie glandulaire* peut s'allier sur le même individu avec l'yaws ou le frambœsia : le jeune homme qui en fait le sujet avait en même tems que cette dernière affection, une extrémité inférieure très-volumineuse. Enfin, le médecin anglais l'a souvent vue compliquée avec la goutte, et nous savons qu'une femme citée par Mentzell, pour avoir une jambe semblable à celles des chrétiens du Malabar, avait les doigts des mains recouverts de nodosités nombreuses.

CHAPITRE VIII.

Du siége de la maladie.

§ 1er.

Tout semble prouver que cette maladie affecte exclusivement le systême lymphatique. Les ouvertures de cadavre ont présenté les glandes beaucoup plus grosses que dans l'état naturel, les absorbans très-dilatés, gorgés de lymphe, et leurs parois affaiblies au point de ne pouvoir résister aux injections. On en a trouvé dont le calibre égalait une plume à écrire, et l'on doit bien penser que les moins larges et les moins volumineux avaient subi une altération proportionnée à leur petitesse primitive. Aussi, chaque accès fait-il augmenter l'engorgement par la rupture de quelques-uns d'entre eux. Le fluide qui forme les tumeurs superficielles qu'engendre cette affection, est contenu dans les cellules du chorion et du tissu cellulaire sous-cutané pro-

digieusement élargies : il donne à la peau
une épaisseur considérable , et la fait ressembler tantôt à une couenne , tantôt à un cartilage , suivant le degré de condensation qu'il
a eu le tems d'acquérir. Néanmoins on ne
doit pas croire que ce soit une maladie essentiellement cutanée : elle n'est pas tellement liée à cet organe, que les autres membranes ne puissent bien en être affectées. On
a vu chez Ketwig la tunique albuginée d'une
grande épaisseur, et remplie d'un fluide gélatineux , qui la faisait ressembler dans son
intérieur à une tranche de citron. Il suffit
qu'une partie reçoive des lymphatiques pour
qu'elle puisse en devenir le siége , ce qui doit
faire juger qu'aucune n'en peut être exempte.
Son histoire nous a prouvé qu'elle se portait
sur les organes les plus essentiels à la vie ,
sur le cerveau, les poumons, l'estomac, les
intestins, etc., comme le docteur Hendy l'a
observé dans l'île de Barbade , et comme nous
en avons trouvé plusieurs exemples en Europe. Enfin, la dernière preuve fournie par
l'autopsie cadavérique est l'intégrité des autres
parties : les artères, les veines, les nerfs, les
muscles et les os trouvés presque toujours
sans la plus légère altération , indiquent assez

que le mal se borne au système lymphatique, puisque lui seul est le siége du désordre.

Si l'on considère les symptômes de la maladie comme devant servir d'indice pour en faire connaître le siége, on trouvera cette *corde dure*, *noueuse*, tendue, dont parle James Hendy, et qui ressemble bien moins à une seule corde qu'à un amas de petites glandes ou de petites phlyctènes qui suivent le trajet des vaisseaux lymphatiques. Ce trajet est marqué par ces inégalités et par une douleur très-vive que les malades comparent à la morsure de plusieurs vers qui rongeraient l'intérieur des membres. De même que l'absorption des virus, cette inflammation spontanée des lymphatiques fait éprouver des lassitudes plus ou moins grandes, des frissons plus ou moins forts et prolongés, et des douleurs obtuses ; de même encore que l'absorption des virus, elle produit la trace rouge et bosselée dont nous venons de parler, l'engorgement de la glande voisine du point d'irritation, des nausées, des vomissemens, en un mot tous les symptômes qui concourent à prouver l'identité de siége dans les deux cas.

§ 11.

Ce n'est pas l'inflammation des glandes qui constitue la maladie ; c'est l'inflammation des vaisseaux lymphatiques.

Mais quelles sont des glandes ou des lymphatiques les parties essentiellement affectées ? Le docteur James Hendy regarde cette maladie comme entièrement glandulaire. Il faut « s'attendre, dit-il, à voir ces engor-
» gemens dans les parties où il y a des glan-
» des lymphatiques : ainsi lorsque celles du
» cou sont affectées, la tête peut l'être en
» même tems ; lorsque celles de l'aisselle de-
» viennent malades, les extrémités supé-
» rieures et les mamelles le sont bientôt : il
» en est de même du scrotum et des extré-
» mités inférieures. Les glandes lymphatiques
» étant les parties à travers lesquelles la lym-
» phe, qui est absorbée de différens points,
» doit passer pour aller au canal thorachique,
» il est évident que si, pour quelque cause
» que ce soit, les glandes sont tellement ma-
» lades, que le fluide absorbé ne puisse plus

» le traverser, il faut qu'il y ait accumula-
» tion entre la glande et la partie où il a été
» absorbé d'abord ; et lorsque les vaisseaux
» sont tellement distendus qu'ils ne sont
» plus capables d'une dernière extension, les
» cellules ou cavités du tissu cellulaire doivent
» le remplir, et se gonfler en conséquence du
» fluide épanché dans leur intérieur par les ex-
» trémités artérielles ». Telle est l'opinion de
ce médecin : nous ne pouvons la partager.
Les glandes, il est vrai, sont affectées dans
cette maladie, mais simultanément avec les
vaisseaux lymphatiques, et comme faisant partie du même système. Il est des cas où elles
ne participent pas à la maladie, et les accidens n'en sont pas moins intenses, ainsi que
nous l'avons fait remarquer à M. le professeur Pinel sur la femme Bastien ; tandis qu'il
est impossible que cette maladie ait lieu, si
le mal se borne aux glandes sans intéresser
les vaisseaux lymphatiques : car alors ce sont
de simples bubons, et chacun sait qu'ils diffèrent essentiellement de ce que nous avons
décrit. D'ailleurs il est évident que, puisque
ce mal est plus commun aux extrémités inférieures, et se borne le plus souvent aux jambes, ce n'est pas aux glandes qui sont fort

rares dans ces parties, qu'il faut l'attribuer, mais bien aux absorbans qu'on y trouve en bien plus grand nombre. On voit chaque jour un bubon dans l'aine devenir squirreux, ou tomber en suppuration, après des douleurs très-vives, sans qu'il en résulte un engorgement semblable à l'éléphantiasis de Rhazès. Pour que cet accident pût avoir de pareilles suites, il faudrait supposer que toutes les glandes du membre sont obstruées à-la-fois : il n'est pas d'autre moyen de rendre cette explication plausible, et le docteur Hendy est loin de pouvoir admettre cette supposition. D'un autre côté, rien ne prouve que des glandes qui ont acquis de la dureté, et dont le volume est très-augmenté, soient pour cette raison imperméables au fluide qui avait coutume de les traverser. La femme Bastien, que nous avons déjà citée, a sous le jarret un paquet de glandes d'une grande dureté, et de la grosseur des plus gros pois. Lorsque nous avons employé le bandage serré, de manière à faire remonter l'infiltration de la jambe dans la cuisse, l'humeur qui refluait des vaisseaux lymphatiques inférieurs, produisait, en traversant ces glandes en abondance, un sentiment que la malade compa-

rait à celui qu'aurait produit un millier d'é-
pingles les piquant en tout sens. La compres-
sion abandonnée, cette malade a été soulagée de ces douleurs qui lui étaient très-incommodes, et elle ne les éprouvait plus que
lorsque, après avoir quitté la position horizontale, elle sentait l'humeur refluer vers le
bas. Puisque ces glandes ont donné passage
au fluide accumulé au-dessous ou au-dessus
d'elles, leur obstruction n'est donc pas la cause
de l'engorgement qu'il produit ; et ce qui le
prouve encore d'une manière victorieuse,
c'est l'intégrité des glandes de l'aine chez la
femme Bastien : jamais elles n'ont été enflam-
mées, depuis dix ans qu'elle est malade ;
toujours le mal s'est borné à un pouce ou deux
au-dessous de ces organes ; cependant la cuisse
est d'un volume énorme et d'une dureté extraordinaire. D'ailleurs l'inflammation la plus
intense d'une glande soit au sein, soit à l'aisselle, ou au pli de l'aine, ne cause jamais
une rougeur aussi étendue que celle qu'on remarque dans la maladie qui nous occupe : celle
que produit cette inflammation se borne presque toujours à la sphère d'activité de chacune
de ces glandes ; tandis que nous avons vu sur
madame Bastien les deux extrémités infé-

rieures, le bas-ventre, les lombes, le bras et le sein du côté droit, présentant en même tems une rougeur érysipélateuse très-vive et beaucoup de douleur, sans qu'il y eût une seule glande augmentée de volume ou devenue d'une sensibilité extraordinaire. Les glandes ne sont donc pas le siége principal de la maladie ; ce sont les vaisseaux lymphatiques ; et si quelquefois elles sont les premières à marquer l'invasion du mal, c'est vraisemblablement par l'effet d'une correspondance sympathique avec les absorbans qui ont reçu la première impression ; comme on voit quelquefois celles de l'aine se tuméfier à l'occasion d'une maladie du pied même très-peu douloureuse.

Malgré que l'état de la santé chez les individus affligés des tumeurs monstrueuses que nous avons décrites, semble indiquer qu'elles dépendent simplement d'une affection locale, il est néanmoins un phénomène singulier qui se prête difficilement à nos explications, et d'après lequel il semble qu'une certaine durée rend l'inflammation périodique qui les produit, constitutionnelle. C'est la propriété qu'a cette dernière de s'emparer d'une autre partie, lorsqu'on ampute celle qui avait coutume d'en être le siége. Cette considération

ramène naturellement nos idées vers l'influence
qu'exerce l'habitude sur les fonctions vitales,
et sur le caractère et les phases des maladies;
et nous fait pressentir l'utilité qu'on pourra re-
tirer un jour de la connaissance plus approfondie des lymphatiques dans *l'exploration*
des causes de leur périodicité et de leur intermittence.

CHAPITRE IX.

*Des fluides contenus dans les tumeurs
que produit notre maladie.*

Nous aurions pu tirer de bien plus grandes lumières des dissections que nous avons recueillies, si la chimie avait pu éclairer les recherches des médecins qui nous ont transmis leur histoire. Cependant, presque tous s'accordent à dire que l'humeur contenue dans les masses informes qu'ils ont décrites, était épaisse, visqueuse, tenace, présentant quelquefois la consistance d'une gelée, d'autrefois celle d'un cartilage, et mêlée assez souvent avec plus ou moins d'une sorte de sérosité. Il est certain, d'après ces données, qu'un mélange de gélatine et d'albumine entre dans sa composition. Mais quelles sont les proportions de chacun de ces principes ; de combien la rendent-elle différente du serum du sang ? C'est ce que la physiologie et la chimie ne peuvent expliquer, même de nos jours. Quant

à la sérosité qu'on trouve quelquefois en abondance dans ces tumeurs, elle n'existe peut-
être dans cet état que parce qu'elle n'a pas fait
un assez long séjour dans la partie pour avoir le
tems de s'y coaguler : peut-être aussi que d'une
autre nature, elle prend sa source dans les
exhalans. Quoi qu'il en soit, il est très-remar-
quable qu'à moins de voir la tumeur parvenir
à une grosseur excessive et au-delà de toute
mesure, l'exhalation et l'absorption restent
dans leur intégrité ; car on ne trouve aucun
fluide épanché hors de la substance même de
la peau : nous en avons plusieurs exemples, et
entre autres celui de l'homme qui portait cet
énorme engorgement du scrotum, du pénis
et des extrémités inférieures. Son cadavre nous
a présenté toutes ces parties d'une grosseur
prodigieuse, et cependant il n'y avait que la
peau qui eut acquis ce développement extraordinaire : en l'enlevant on emporta tout le
siége du désordre, et le pénis, par exemple,
était au-dessous dans l'état naturel. Il paraît
donc que l'absorption doit avoir lieu en supposant que l'exhalation puisse se faire encore.

On ne peut douter que le fluide qui forme
la plus grande partie de ces tumeurs ne vienne

des lymphatiques, puisqu'on les en voit encore gorgés, et qu'il paraît de la même nature que celui qu'ils renferment dans l'état de santé après la mort ; mais celui qu'on trouva sur la dame de Berlin était-t-il du chyle, comme sa couleur semble l'indiquer ? Dans des expériences faites à l'Ecole de médecine de Paris, M. le professeur Hallé a constaté que ce premier résultat de l'assimilation des alimens exposé à l'air se coagule très - promptement, et que le caillot qu'il forme est légèrement rosé. Dans l'observation des médecins prussiens on parle d'une immense collection de matière également coagulée et de couleur de lavure de chair très-pâle : cependant, la malade qui l'a fournie digérait bien, n'était pas dans un état de marasme , et les viscères du bas-ventre, en même tems que les vaisseaux chylifères, se trouvaient dans toute leur intégrité , au moins ces derniers n'ont pas fixé l'attention. Il paraît toujours certain que si tout le résultat de l'élaboration des alimens dans l'estomac ne passait pas dans cette tumeur, il s'en égarait une certaine quantité qui a servi à donner cette couleur rosée propre au chyle coagulé , et qui ne s'est jamais trou-

vée dans les tumeurs des autres parties ; peut-
être même que dans les derniers instans de la
vie, lorsque le désordre était au comble, tout
le produit de la digestion passait de l'estomac
dans cette espèce de cloaque, au moyen des
absorbans lactés, à l'action desquels l'irritation avait imprimé une direction vicieuse. Ce
qui pourrait le faire croire, c'est que le marasme est devenu extrême à cette époque.

Le sang n'est jamais pour rien dans ces
sortes de tumeurs. Si l'inflammation devient
trop forte et fait rompre les vaisseaux qui le
contiennent, la suppuration est toujours la suite
nécessaire de cette rupture.

Peut-être se présentera-t-il bientôt une occasion favorable de mieux examiner la nature
de ces fluides. Jusqu'à présent, réduits à nous
en tenir à des détails qui ont plus d'un siècle
d'ancienneté, il est impossible que nous ayons
des connaissances satisfaisantes à leur sujet. Si
l'attention des médecins est désormais fixée
par la lecture de cet ouvrage, nous devons
attendre de leurs lumières la solution des difficultés suivantes qui sont les principales qui
se présentent, savoir ; 1°. Pourquoi le fluide
épanché est ici toujours coagulé et non séreux

comme dans l'anasarque, l'ascite ou l'hydrocèle ? Cette différence désigne-t-elle une diversité dans sa nature , ou n'est-elle due qu'à
l'état de la santé, de la faiblesse ou de la force
des individus ? 2°. Pourquoi n'est-il plus susceptible d'être absorbé après qu'il est resté
quelque tems épanché ? L'inertie des absorbans ou l'obstruction des glandes , sont-elles
les seules causes de cette stagnation ? 3°. Pourquoi ne tombe-t-il pas en putréfaction , puisqu'il est sorti de ses propres vaisseaux ? 4°. Pourquoi n'enflamme-t-il pas les parties sur lesquelles il stagne, de même que l'urine et les autres
humeurs, excepté le sang et la sérosité ? Faut-
il attribuer cette bénignité à l'analogie de ses
principes constitutifs avec ceux du sang rouge ?
Mais alors, pourquoi ne trouve-t-on jamais
dans ces tumeurs ces deux fluides réunis , sans
qu'il y ait suppuration ? Leur mélange seul est-
il capable de changer leurs propriétés ? Chacune de ces questions paraît ne pouvoir être
résolue que par des recherches et des découvertes ultérieures dans la chimie animale et
l'anatomie pathologique. Mais il se pourrait
que leur solution la plus heureuse dût venir
un jour de la médecine pratique , et que

l'exacte et judicieuse observation des maladies jetât sur elles un jour plus convenable que celui qui leur viendrait de deux sciences dont l'objet ne peut être qu'une matière inerte et sans vie. En attendant, avouons sincèrement notre profonde ignorance sur cet important sujet; et puisse cet aveu faire naître des efforts qui parviennent à la dissiper!

CHAPITRE X.

Analogies qui rapprochent la maladie de certaines affections dont on l'a jusqu'ici séparée ; et différences qui la distinguent de quelques autres avec lesquelles on l'a confondue.

IL est facile de reconnaître dans la description que nous avons donnée de cette affection, deux physionomies différentes, chacune desquelles présente des apparences qui en ont long-tems imposé. C'est tour-à-tour une maladie aiguë avec des symptômes fébriles et une inflammation locale, ou bien une maladie chronique qui simule un certain nombre de tumeurs connues, suivant le siége qu'elle occupe. L'engorgement qui suit et accompagne les symptômes fébriles, persiste après qu'ils sont dissipés, et comme les accès sont par fois à une très-grande distance les uns des autres, on n'a pas bien saisi la liaison qui les unissait et les rapprochait de ces tuméfactions, qui semblaient, ainsi qu'eux, avoir une existence isolée et indépendante : d'ailleurs, ce n'est presque jamais que parvenues à un degré remarquable, et par conséquent après une durée de plusieurs années, que ces affections locales attiraient l'attention. C'est alors que l'apparence de la partie, quelquefois si bizarre qu'elle déforme les membres d'une manière hideuse, éloigne toute idée d'une marche simple et naturelle, comme celle que nous avons tracée, et fait supposer dans les humeurs un vice lépreux, éléphantiaque, cancéreux ou scorbutique.

Cette maladie en a tellement imposé qu'il lui a suffi d'occuper en même tems deux parties différentes, pour recevoir des noms qui n'ont entre eux aucun rapport : c'est ainsi qu'aux jambes, elle a été un *éléphantiasis* ou un *pédarthrocace* ; au scrotum, un *hydrocèle* ou un *sarcocèle* ; et sur le ventre, une *hydropisie enkystée*, ect.

ARTICLE Ier.

ANALOGIES.

La maladie considérée dans son ensemble.

Avant d'entrer dans le détail de chacun des symptômes ou de chacune des apparences qui ont pu la faire confondre avec les maladies que ces symptômes ou ces apparences ont coutume de caractériser, portons notre attention sur certaines affections du système lymphatique, qui, malgré les nuances qui détruisent une identité parfaite avec celle dont nous nous occupons, ont cependant, par leur ensemble la plus grande analogie avec elle.

§ Ier.

Des dépôts laiteux ou engorgemens à la suite des couches.

Les médecins français ont décrit les premiers une maladie très-fréquente chez les femmes en couche, et qu'ils ont nommée tantôt *l'enflure des jambes et des cuisses de la femme accouchée, tantôt dépôts laiteux sur la cuisse ; tantôt engorgement laiteux dans le bassin et aux extrémités,* etc. Cette maladie a depuis quelques années fixé plus particulièrement l'attention des accoucheurs anglais, et nous leur devons l'histoire la plus détaillée qu'on en ait faite.

Le docteur White publia en 1784 une monographie qui lui est consacrée. C'est la première qui ait été publiée sur ce sujet ; et depuis, il en a paru plusieurs autres sous dif-férens titres (1) en Angleterre.

« Douze ou quinze jours après l'accouche-
» ment, la malade, dit l'auteur anglais, est
» tout-à-coup saisie d'une douleur dans l'hy-
» pochondre ou dans le fond du bassin ; puis
» dans l'aine d'un côté, avec une fièvre vio-
» lente qui est rarement accompagnée de
» froid ou de frisson. La partie s'enfle bien-
» tôt, et l'engorgement se propage à l'une
» des grandes lèvres, à la cuisse, au jarret,
» à la jambe et au pied du même côté ; et

---

(1) Celui que le doct. White a donné à son ouvrage : *Recherches sur l'engorgement de l'une ou de l'autre des extrémités inférieures qui arrive quelquefois aux femmes en couche*, ne nous laisse-t-il pas préjuger que l'auteur ne connaissait pas bien la nature de cette affection, puisqu'il la désigne comme bornée aux extrémités inférieures ? Nous examinerons plus bas cette question.

» cela si rapidement, que le membre en un
» ou deux jours est le double de l'autre, et
» se meut avec beaucoup de difficulté. La cha-
» leur est très-grande, la douleur est très-
» vive, sur-tout à l'aine, au jarret et à la
» partie postérieure de la jambe ; elle se pro-
» page bientôt sur tout le membre, à cause
» de l'extension trop soudaine qu'il éprouve,
» mais au bout de deux jours elle diminue.
» La peau est de couleur naturelle, peut-
» être même est-elle blanchie, du moins les
» veines variqueuses qui formaient des traces
» bleues, disparaissent. La tuméfaction est
» égale sur tout le membre ; elle a plus de
» fermeté que dans l'anasarque, ne garde
» pas l'impression du doigt comme dans cette
» maladie, et ne diminue pas d'une manière
» aussi marquée par une position horizon-
» tale. Elle est unie, brillante, pâle, égale
» au toucher, excepté dans quelques cas où
» l'on voit paraître de petites glandes noueu-
» ses et dures à l'aine, à la cuisse, au jarret
» et par fois sur le mollet à la partie pos-
» térieure de la jambe. Si on l'ouvre avec
» une lancette, il n'en sort aucune humeur,
» ce qui établit encore une différence entre
» elle et l'anasarque.

» Là fièvre dure deux ou trois semaines,
» et quelquefois plus long-tems. Le type
» qu'elle prend, la rapproche plus de la fièvre
» hectique que d'aucune autre.

» Cette maladie attaque rarement les deux
» extrémités à-la-fois ; seulement après qu'elle
» a subsisté une ou deux semaines, il n'est pas
» rare de voir enfler tous les soirs la jambe
» saine, mais d'une enflure indolente, molle,
» et cédant facilement à l'impression du doigt,
» en un mot d'une enflure œdémateuse. Les
» femmes de tous les âges, de tous les tempé-
» ramens, dans quelques circonstances qu'el-
» les se trouvent, peuvent en être également
» affectées : les saisons ne paraissent pas in-
» fluer sur son invasion plus ou moins fré-
» quente. Elle n'attaque jamais les bras ou les
» autres parties, n'est jamais suivie d'accidens
» graves, et se dissipe ordinairement au bout
» de quelques mois. »

Le docteur White lui donne pour cause
l'obstruction des vaisseaux lymphatiques des
extrémités à leur entrée dans le bassin. Son
opinion est fondée sur ce que les vaisseaux
situés au-dessous, paraissent engorgés dans
cette maladie ; et comme il pense qu'elle affecte toujours les femmes en couche et leurs

extrémités inférieures, il croit pouvoir conclure qu'elle a pour cause éloignée quelque accident arrivé pendant la couche, qui aura d'abord produit la déchirure de ces vaisseaux, d'où leur cicatrisation et leur oblitération; et qu'elle est purement locale, ainsi que l'obstacle qui la produit. Aussi voyons-nous qu'il donne pour signe pathognomonique le gonflement d'un seul côté des grandes levres, « qui est si » exact, dit-il, que si l'on tirait une ligne du » nombril à l'anus, jamais il ne la dépasserait » de la moindre chose ». Cependant, il pourrait se faire, dans la supposition même du docteur White, que les vaisseaux des deux côtés fussent blessés, et alors quelle valeur donner au signe pathognomonique ?

L'auteur anglais, pénétré de l'idée que la cause de cette affection est purement mécanique, nie qu'il y ait la moindre inflammation : « car s'il en était ainsi, dit-il, pourquoi » se bornerait-elle aux membres inférieurs ? » La couleur de la peau ne reste-t-elle pas » toujours naturelle ? Ne blanchit-elle pas, » puisqu'on a vu les traces bleues des veines » disparaître à mesure que le gonflement ga- » gnait ? N'y a-t-il pas absence de battemens » dans la partie ? Si le pouls est accéléré,

» il n'est du moins ni plus fort ni plus dur
» que dans l'état naturel. »

Telles sont les considérations qui engagent
ce médecin à soutenir l'opinion dont nous
venons de rendre compte.

Le docteur Hull, publia en 1800 une brochure intitulée, *an Essay on the Phlagmatia
alba*, dans laquelle il se montra d'un avis
contraire à son compatriote. Il donne pour
cause prochaine de ces engorgemens une affection inflammatoire des lymphatiques, qui
produit une effusion considérable de lymphe
dans le tissu cellulaire de l'un ou de l'autre
membre inférieur. La fièvre qui accompagne
cette maladie est pour lui une preuve de l'existence d'une *diathèse* inflammatoire ; et la
douleur, la roideur, la chaleur et le gonflement de la partie, indiquent une affection
locale : mais le docteur White, dans une ré-
plique à ce médecin, persiste à nier la pos-
sibilité d'une inflammation, lorsqu'il n'y a pas
rougeur, et fait dépendre la douleur des glandes et des vaisseaux lymphatiques, ainsi que
la fièvre qui l'accompagne, de l'extension
considérable et subite que produit l'humeur
accumulée.

Toutefois, si nous faisons attention à la marche de la maladie, nous voyons qu'elle commence toujours par une douleur plus ou moins vive dans quelque partie du bas-ventre, se propageant même quelquefois jusques au fond du bassin, ou bien par une douleur aiguë au pli de l'aine, avec une fièvre considérable; et à ces premiers symptômes succèdent le gonflement et la tension, d'abord dans cette dernière partie, et qui se propage ensuite rapidement, quoique d'une manière successive, à la grande lèvre du même côté, à la cuisse et jusqu'au pied. Or, si la douleur et la fièvre précèdent le gonflement, comme il est constant d'après la description du docteur White lui-même, elles ne peuvent en être l'effet; et il est plus naturel de les attribuer à l'inflammation des vaisseaux lymphatiques qui se trouvent dans des circonstances favorables pour s'irriter à la moindre impression.

En effet, les docteurs Hillary et Hendy nous apprennent, et nous avons observé nous-mêmes, que les grandes évacuations sanguines semblent donner plus de susceptibilité au système lymphatique, et favorisent d'une manière tout-à-fait remarquable l'invasion de la maladie que nous décrivons. Nous les avons vues, aussi bien que ces médecins, exaspérer les symptômes quand elle avait déjà lieu, et produire des accidens funestes. Le docteur Hendy cite plusieurs exemples de ce fait; et il spécifie même positivement le cas dont il s'agit ici; car il assure que le *mal glandulaire* survient très-facilement aux femmes quelque tems après l'accouchement.

Il est certain qu'on ne saurait d'où provient cette accumulation subite de lymphe, si on ne l'attribuait pas à l'inflammation des lymphatiques du bassin. On ne peut la supposer le produit d'un obstacle purement mécanique, de l'oblitération de ces vaisseaux, puisque alors l'engorgement se ferait moins précipitamment, et que d'ailleurs il est impossible de concevoir tous les lymphatiques d'un seul côté du bassin obstrués simultanément par une cause qui ne serait pas inflammatoire. Ajoutons qu'il n'est pas vrai de dire que la maladie est locale et bornée aux extrémités inférieures. Un auteur, dont le médecin anglais invoque lui-même le témoignage, dément cette assertion par les paroles suivantes: *Sedem huic œdemati præbent extremitates inferiores una vel utraque; dextram sinistra sæpius invadit morbus;*

rarissimè extremitates superiores petit (1).
Quelque rares que soient ces affections aux
extrémités supérieures, ces derniers mots
prouvent qu'elles peuvent s'y porter; et dès-
lors, que devient l'idée du siége exclusif que
le docteur White voulait placer aux extrémités
inférieures, et que devient sur-tout la cause
mécanique qu'il donnait à cette maladie ? Ce
n'est pas la seule autorité que nous puissions
lui opposer. Des médecins anglais qui profes-
sent des sentimens contraires aux siens, ont
vu cette affection se fixer sur le thorax et sur
les autres parties; et bien avant eux, le savant Astruc avait écrit dans son Traité des
maladies des femmes qu'il arrive souvent aux
accouchées des engorgemens de la même nature que ceux-ci, aux jambes, aux cuisses,
aux bras, aux épaules, au cou, et quelquefois
même aux parties intérieures, comme aux
glandes du mésentère, au thymus, dans la
poitrine et sur le poumon (2).

---

(1) Callisen, Princip. system. chirurg. hodiern.
pag. 18, 20. § 34, 30, part. 2.

(2) J'ai maintenant sous les yeux un exemple très-
remarquable de la diversité des siéges que peut occu-

Il est certain que l'intérieur du bassin ayant été fatigué par les manœuvres de l'accouchement, quelquefois très-pénibles, les vaisseaux lymphatiques, qui y sont en grand nombre, doivent être, plus que ceux des autres parties,

---

per cette maladie, soit vers le haut, soit vers le bas du corps.

Une femme de vingt-quatre ans, accoucha le 25 de janvier 1806, pendant qu'elle était attaquée de la fièvre catarrhale épidémique qui régnait cet hiver à Paris. Le travail fut laborieux et, suivi d'une perte considérable. Peu de jours après, se manifestèrent les signes d'une inflammation du péritoine. Mise à un régime convenable, la malade en éprouvait quelque soulagement, lorsque tout-à-coup et sans cause apparente, elle fut prise de violentes douleurs dans l'intérieur du crâne, suivies bientôt de la paralysie du nerf optique gauche. Les douleurs du bas-ventre diminuaient en raison inverse de celles de la tête. Cet état persista, avec un peu d'amendement, pendant trois semaines ou un mois : le lait et les lochies coulaient bien et abondamment; la malade mangeait avec assez d'appétit, recouvrait les forces et se levait chaque jour quelques heures, quoique ressentant de continuels élancemens dans la tête. Mais à cette époque, malgré qu'aucun écoulement ne fût supprimé, elle s'apperçut de légères

disposés à répondre à la moindre cause irritante. Voilà pourquoi il est le plus souvent le siége de l'inflammation qui accumule la lymphe dans la cuisse et la jambe, et occasionne une douleur sympathique dans ces parties. Le docteur White attribue cette douleur à la subite extension du membre, et il est possible que cette circonstance contribue à l'aug-

---

douleurs dans le bas-ventre et les lombes, et tous les membres lui firent éprouver un sentiment de contusion et de mal-aise. Les jours suivans ces symptômes augmentèrent : il s'y joignit des frissonnemens vagues parcourant tout le corps, des nausées, des maux d'estomac, une fièvre assez vive, et l'engorgement de la cuisse gauche, sans changement de couleur à la peau. En deux ou trois jours il gagna la jambe. Le point le plus douloureux était le long du trajet des lymphatiques à la partie interne du membre, à l'aine, au jarret et derrière le mollet. L'articulation du genou était contractée. Cependant la fièvre continuait : plusieurs fois le jour, à des heures indéterminées, de petits frissons se faisaient ressentir, et préludaient à des redoublemens ; l'estomac conservait une grande sensibilité, il ne pouvait supporter aucun aliment. Cette fièvre a persisté longtems après que l'engorgement a été dissipé : elle avait tous les caractères de la fièvre hectique.

menter ; mais si elle n'avait pas d'autre cause ,
il semble qu'elle serait égale sur toute la tumeur , au lieu d'être plus exquise sur le trajet
des vaisseaux lymphatiques et dans les endroits
où l'on voit se rassembler leurs glandes ; c'est-
à-dire à l'aine , le long de la partie interne
de la cuisse , au jarret et à la partie postérieure de la jambe. Cet auteur passe peut-être
un peu trop légèrement sur quelques symptômes observés constamment par tous ceux qui
ont vu la maladie et qui les ont regardés
comme des indices certains de l'irritation des
absorbans. C'est une trace de bosselures plus
ou moins saillantes et douloureuses qui marque le trajet de ces vaisseaux, et qui a lieu
assez souvent, quoique elle puisse manquer
quelquefois. Ici , à la vérité , la rougeur ne
les couvre jamais ou très-rarement ; mais cette
circonstance prouve seulement que l'inflammation a lieu sur la couche profonde , et que
la sympathie ne s'étend qu'aux vaisseaux sous-
cutanés , sans se propager à ceux qui forment le réseau étendu au-dessous de l'épiderme. Ce qui paraît donner quelque poids à
notre opinion , c'est qu'il arrive par fois que
l'engorgement devenant plus intense , la peau
rougit, la tumeur devient ou phlegmoneuse

ou érysipélateuse, tombe en suppuration et devient le siége d'ulcères rebelles et de mauvaise nature. Le docteur White est d'un autre sentiment, et pense que jamais ces tumeurs ne peuvent rougir et s'enflammer; mais il a contre lui l'expérience de ses compatriotes, et celle des médecins français qui sont journellement témoins de faits semblables.

Souvent, au lieu de suppurer ou de se résoudre, le gonflement reste dans la partie, devient énorme, chronique, et il est très-difficile de le faire disparaître : il s'en est présenté un exemple des plus monstrueux à Arc en Barrois, sur une femme dont le corps était infiltré depuis l'extrémité des orteils jusqu'aux vertèbres cervicales, au point que cette infortunée ne pouvait plus remuer aucun de ses membres. Le tissu cellulaire et les tégumens avaient acquis l'épaisseur de trois pouces. Ce corps d'une blancheur transparente et marbré par les petits vaisseaux sanguins inégalement distribués sous l'épiderme, était propre à exciter à-la-fois la curiosité et la compassion. Après avoir résisté long-tems à plusieurs traitemens différens, cette maladie céda à l'emploi de mouchetures faites à la partie interne des bras et des cuisses, dont l'effet fut secondé par des pillules toniques, et l'antimoine et le savon combinés. Ces mouchetures donnèrent issue à une humeur *laiteuse*, parfaitement semblable au *petit-lait* chargé de quelques parties caseuses (1).

On voit avec peine que dans cette observation qui appartient à un auteur moderne, l'humeur qualifiée de laiteuse n'ait été essayée par aucun réactif ni par aucune expérience. Cette omission laisse la facilité de pouvoir contester la nature de ce fluide. Tandis que si l'auteur avait fait usage des renseignemens qu'aurait pu lui fournir la chimie animale, il eût évité toute incertitude, et donné beaucoup plus de prix à ce fait et à plusieurs autres qu'il a recueillis, et dont la lecture présente le même intérêt.

On ne peut douter, d'après tout ce qui vient d'être dit, que cette maladie et celle que nous décrivons dans cet ouvrage, n'aient entre elles des rapprochemens très-marqués ; toutes deux commencent par une douleur locale plus ou moins vive, une fièvre plus ou moins forte et

____

(1) Mémoires et observations de médecine pratique, etc., par Cyprien Bertrand Lagrésie ; Paris, 1805.

particulière, et une accumulation prodigieuse
de lymphe ; mais la différence la plus sensible,
et qui semble mettre une ligne de démarcation entre elles deux, est la fièvre qui dans l'une
prend éminemment le caractère des intermittentes, et qui dans l'autre se rapproche beaucoup plus des hectiques. Elles diffèrent aussi
par la couleur de la peau qui est dans la nôtre
d'un rouge plus ou moins foncé, et qui blan-
chit ou tout au moins garde la couleur naturelle dans celle que nous lui comparons.
Dans l'une et dans l'autre les membres inférieurs sont affectés de préférence ; mais la
marche de l'engorgement qu'elles y produisent sert encore à les distinguer. L'un
se forme insensiblement, et pour ainsi dire
par couches successives accumulées de bas en
haut ; l'autre devient énorme en vingt-quatre
ou quarante-huit heures, et se propage du haut
en bas de la cuisse à la jambe, et de la jambe
au pied.

Voilà donc jusqu'à présent deux maladies aiguës du système lymphatique bien reconnues,
car l'opinion du docteur White, qui regarde
celle qu'il décrit comme un simple obstacle
mécanique de la circulation de la lymphe,
propre *aux seules femmes en couche*, se dé-

truit par la lecture même du tableau qu'il en a tracé. Nous pouvons d'ailleurs nous rappeler que nous avons vu plus haut, sur une petite fille, une tumeur de la même nature que celle dont il est ici question ; et le médecin anglais lui-même cite dans sa dernière brochure, publiée en 1801, l'histoire d'un homme qui en fut atteint à la suite de violentes contusions sur le bassin. L'analogie de cette maladie avec celle qui est l'objet de nos recherches, est donc sensible, 1°. par la douleur ou les signes extérieurs qui se manifestent sur les glandes et sur le trajet des vaisseaux lymphatiques; 2°. par la fièvre qui l'accompagne, et 3°. par l'accumulation d'une lymphe coagulable. D'un autre côté, elle paraît s'affaiblir, si l'on considère 1°. la différence du caractère de la fièvre dans l'une et dans l'autre maladie, et 2°. la pâleur de la peau.

A quoi tiennent les différences que nous venons de faire remarquer, si les maladies qui les présentent sont de la même nature? A quoi tiennent leurs rapprochemens, si elles sont deux maladies distinctes? Pourquoi la fièvre qui les accompagne n'est-elle plus la même? Pourquoi n'y a-t-il plus de frisson intense et de longue durée? Pourquoi ce

vomissement, qui fait un des caractères distinctifs de notre maladie, devient-il si rare
dans celle du docteur White ? Pourquoi la
fièvre propre à cette dernière, dégénère-t-
elle si facilement en hectique, et entraîne-
t-elle aussi souvent la consòmption ? La cause
en est-elle seulement dans la différence de
position des vaisseaux affectés ? Ou bien nous
serait-il permis de penser que la lymphe,
comme le sang rouge, a besoin poursa circulation de conduits de nature différente. Ce que
nous avons vu jusqu'à présent nous fait pencher vers cette opinion ; et peut-être que par
la suite nous en pourrons acquérir une plus
grande certitude par la considération de certains faits d'une plus haute importance.

Quoi qu'il en soit, il paraît certain, d'après
l'histoire et la comparaison de ces deux maladies, qu'il y a moins de liaison entre la
couche profonde des lymphatiques et la superficielle, qu'entre cette dernière et l'estomac ; puisque les lésions de l'une ne procurent pas à l'autre une irritation assez forte
pour faire rougir la peau ou pour la faire
réagir sympathiquement sur ce viscère. Les
choses se passent ainsi dans les tumeurs blanches des articulations : les douleurs particu-

lières qu'elles font éprouver, tiennent à une inflammation des lymphatiques profonds, qui se communique rarement à la superficie; et si la peau dans ce dernier cas est d'une très-grande sensibilité, c'est une pure névralgie, s'il est permis de s'exprimer ainsi, produite sympathiquement par la tension des parties ligamenteuses et aponévrotiques qu'elle recouvre.

§ 11.

Des rhumatismes goutteux et des tumeurs blanches des articulations.

On ne fait pas encore assez d'attention aux rapports qui existent entre la maladie des femmes en couche, les tumeurs blanches des articulations et les rhumatismes goutteux, dont la nature est encore si peu connue. Exposons un ou deux exemples qui puissent nous aider à établir le parallèle.

Une fille de dix-sept ans, employée à la garde d'un troupeau, passait les journées entières, assise ou couchée sur l'herbe par une saison froide et humide. Elle fut tout-à-coup

saisie de douleurs excessives dans les membres inférieurs, principalement du côté de la
hanche gauche ; bientôt ces douleurs devinrent si aiguës, que la malade ne pouvait supporter le poids de la plus légère couverture.
Elle jetait des cris perçans chaque fois qu'on
la touchait ou qu'on la remuait dans son lit.
La hanche et la cuisse gauche étaient gon-
flées, et leur chaleur était sensiblement augmentée sans que la peau eût éprouvé le
moindre changement de couleur. A ces symptômes locaux se joignaient une fièvre vive,
la fréquence et la dureté du pouls, avec une
soif intense et quelques petits frissonnemens
vers le soir, comme dans la fièvre catarrhale.
Le sixième et le septième jours, les accidens
s'exaspérèrent. On soupçonna un dépôt profond, et dans cette idée on pratiqua une in-
cision que l'on fit pénétrer jusqu'à l'os. Il ne
sortit rien de la plaie ; elle mit seulement l'o-
pérateur à portée de voir que les parties molles
qui entouraient l'articulation étaient infiltrées
d'un fluide gélatino-albumineux. Le mal parut s'amender quoiqu'il persistât toujours ;
et l'altération des os devint bientôt manifeste
par des dépôts qui survinrent autour de cette

articulation, et entraînèrent un grand nombre d'esquilles (1).

Quelque nom qu'on veuille donner à cette maladie, ne conviendra-t-on pas qu'elle semble avoir pour siége les lymphatiques profonds, ceux qui servent à la nutrition des os et des parties molles qui les environnent ? La cause ne rend-elle pas son origine encore plus manifeste ? Le fluide épanché n'est-il pas le même que celui qu'on a trouvé dans les engorgemens des femmes en couche ? La fièvre qui l'accompagne ne présente-t-elle pas des caractères semblables à ceux que nous a décrits le docteur White ? Les désordres funestes qui arrivent ici dans les os, ne sont pas une preuve d'une différence d'affection ; ils dépendent plutôt du siége qu'elle occupe. Nous avons déjà fait remarquer qu'une inflammation très-intense des lymphatiques pouvait se terminer par suppuration ; et qu'est-ce autre chose que la suppuration qui a produit la carie chez la fille dont nous venons de tracer l'histoire ?

---

(1) M. Palous, thèses in-8°. de l'École de Paris, n°. 178, fructidor an 10.

Ces sortes d'affections articulaires font rarement des progrès aussi rapides ; mais quelles que soient leur durée ou leur intensité, elles présentent toujours le même phénomène, c'est-à-dire l'épanchement d'une lymphe plus ou moins pure, soit dans les gaînes tendineuses, soit dans les cavités des articulations. Brambilla assure que ces tumeurs sont uniquement formées par une lymphe mucilagineuse et glutineuse qui, s'attachant aux lames extrêmement fines du tissu cellulaire et y séjournant sous forme de gelée, attaque les ligamens, les tendons et les aponévroses. « Si
» l'on ouvre, dit-il, une de ces tumeurs
» avec une lancette, il ne sort que quelques
» gouttes de sang des vaisseaux cutanés ;
» il en suinte à la vérité, dans certains cas
» rares, un peu de sérosité semblable à de
» l'eau pure limpide ou jaunâtre. La substance
» interne, mise à découvert, ressemble à un
» citron coupé par le milieu, ou à de la ge-
» lée, etc. » Bell a trouvé à-peu-près les mêmes résultats ; mais il ajoute qu'à mesure que la maladie fait des progrès, la désorganisation de la partie va toujours croissant, et que dans les cas invétérés ces sortes de tumeurs ne présentent que de la confusion et de l'in-

cohérence. Une observation générale , et qui a paru si constante au chirurgien anglais , qu'elle lui a servi à établir deux espèces différentes de ces maladies , est que les personnes scrophuleuses ou celles qui proviennent de parens scrophuleux sont très-sujètes à être attaquées sans cause extérieure connue , des tumeurs blanches des articulations. N'est-ce pas avouer le rapport intime de ces maladies avec les scrophules que personne ne méconnaît pour une maladie lymphatique ?

Que d'idées se présentent à l'esprit qui médite sur ces affections encore si peu connues ! Jusqu'à quel point ce que l'on appelle goutte rhumatique , diffère-t-il de ces maladies de l'articulation ? De quelle nature sont les douleurs arthritiques qui succèdent à ces rhumatismes qu'on voit produire des tumeurs gélatineuses ovales, de la grosseur d'une noix ? Elles ne laissent pas des nodosités dans la partie comme la podagre ; mais un engorgement œdémateux autour des articulations , et sont sujètes à des retours irréguliers plus ou moins fréquens. S'il est permis de se laisser entraîner par une analogie aussi séduisante , nous ne tarderons pas à rapprocher ces douleurs périodiques constamment suivies d'épanchement

lymphatique, des tumeurs blanches, des articulations et des engorgemens des femmes en
couche ; et toutes les trois de notre maladie
avec laquelle elles ont plus d'un point de contact.

En effet, s'il est vrai que les tumeurs blanches
des articulations soient du même genre que
l'engorgement des extrémités chez les femmes
en couche, comme on paraît en droit de le
conclure d'après ce qu'on vient de dire, il
est possible de démontrer que, si elles
diffèrent par quelques points de celle qui
fait l'objet de ce mémoire, elles ont cependant avec elle des rapprochemens très-faciles.
On le voit par l'histoire de leurs complications :
les exemples n'en sont pas rares sur les femmes
en couche. Quoique plus rares avec la maladie
des os et des articulations, ils peuvent cependant avoir lieu et se rencontrer quelquefois.
Un berger fut tout-à-coup saisi de la fièvre,
d'un violent mal de tête, et de cruelles douleurs
dans les jambes, avec des *remissions* sensibles
dans la matinée, et le soir *exacerbation*, dit
l'auteur qui rapporte ce fait : il fut tourmenté
les trois premiers jours de fréquentes nausées
et de vains efforts pour vomir ; les jambes

étaient rouges et œdémateuses : la plus grande
douleur n'était pas à la superficie ; elle était
plus profonde et semblait avoir son siége dans
les os. Le huitième jour il s'ouvrit des abcès
qui laissèrent voir les tibias cariés (1).

Dans cet exemple on peut remarquer la rougeur de la partie, les nausées ou de vains
efforts pour vomir, comme des indices de
l'affection des vaisseaux superficiels et de la
correspondance sympathique de l'estomac et
des vaisseaux cutanés, en même tems qu'une
douleur atroce dans les os, et la carie qui en
a été la suite, prouve d'une manière manifeste
la lésion des lymphatiques profonds. Le voisinage de la peau doit avoir, dans ce cas, beaucoup favorisé la complication.

§ III.

De la goutte.

Que dirons-nous de la goutte, cette maladie d'une mobilité extrême et qui a une si
grande facilité à changer de siége en un clin

____

(1) *Ibid.*

d'œil? La placerons-nous au nombre des affections lymphatiques ? C'est une entreprise déjà
commencée par M. Vicat qui a cherché à établir son identité avec la plique, appartenant
évidemment à ce système. En effet, pour peu
qu'on veuille bien considérer qu'elle est,
comme la maladie qui nous occupe, susceptible de prendre le masque de plusieurs autres
affections ; que tantôt elle simule l'apoplexie,
tantôt l'asthme, ou toute autre maladie de la
poitrine ou de l'abdomen ; qu'elle peut se porter sur les épaules ou les bras, sur la moitié de
la tête ou la nuque, sur la partie antérieure du
thorax, et descendre en moins d'une seconde
à l'articulation de la cuisse, à celle du genou
et enfin aux pieds, on découvrira déjà quelques points de ressemblance, éloignés à la
vérité, entre l'un et l'autre de ces désordres
de l'économie. On pourrait faire encore de
nouveaux rapprochemens tirés de la marche
des symptômes. Sydenham, qui avait sur cette
maladie une trop longue et trop fâcheuse expérience, dit qu'elle survient tout-à-coup sans
presque aucun avant-coureur. Vers minuit,
on est saisi par une douleur qui se fait sentir au
gros orteil, au talon, au gras de la jambe ou
à la malléole, et bientôt après il survient un

froid, un tremblement et une fièvre légère. La douleur, qui d'abord était supportable, devient ensuite plus fâcheuse, avec le sentiment d'une tension violente, d'un déchirement des ligamens ou d'une *morsure*; et lorsqu'elle est beaucoup augmentée, le frisson diminue dans la même proportion : elle devient si exquise, qu'on ne peut supporter le poids des plus légères couvertures. Après la fin de l'accès la partie malade se tuméfie, car pendant le fort de la douleur on n'éprouve qu'un gonflement considérable des veines : les accès qui ont lieu les jours suivans, n'ont aucune règle pour l'heure de leur commencement ou le tems de leur durée, excepté qu'ils prennent vers le soir et cessent vers le matin; leur réunion compose l'accès entier de la goutte. Dans le principe, l'urine est fortement colorée et laisse, après qu'elle est déposée, un sédiment rouge et plein de petits sables. Lorsque la maladie est ancienne et qu'elle produit des nodosités, les urines changent de couleur, sont plus abondantes, plus claires et ne déposent plus rien. Que l'on rappelle à sa mémoire la marche des symptômes qui ont eu lieu chez la femme Bastien, et l'on sera frappé de leur analogie avec ceux que Sydenham a observés sur lui-même dans la goutte.

Cependant nous voyons que cette maladie n'a pas toujours d'aussi vives sympathies fébriles et cutanées, d'après la description que nous en a laissée un autre grand maître de l'art, Sthal. Selon lui on éprouve d'abord une tension gravative dans les membres ou dans tout le corps, des sensations vagues de réfroidissement ou d'incalescence, de la diminution dans l'appétit, des inquiétudes sans cause, un sommeil troublé, une soif irrégulière et une douleur vive dans la partie qui diminue à mesure que le gonflement augmente, et que la peau se couvre d'une rougeur érysipélateuse.

Mais d'où viennent ces amas d'une matière gélatineuse et plus souvent calcaire, dont les articulations goutteuses se couvrent après une certaine ancienneté, si ce n'est de la même cause qui fait accumuler la lymphe sous les tégumens dans la *maladie glandulaire*, ou dans les capsules articulaires et les parties ligamenteuses dans les tumeurs blanches des articulations? Ne voit-on pas à la goutte toute la mobilité qui semble caractériser cette première maladie lymphatique ? Ne lui voit-on pas sa périodicité, son irruption brusque et inattendue ? Si, lorsqu'elle est fixée sur quelque partie de nos extrémités, elle ne donne pas de signes suffisans pour étayer cette vérité, n'en présente-t elle pas de plus convaincans lorsqu'elle se porte sur les viscères et sur les organes les plus essentiels à la vie ? Quelle différence y a-t-il entre la goutte à l'estomac et notre maladie sur le même viscère ? Ne sont-ce pas alors les mêmes anxiétés, les mêmes vomissemens, les mêmes suites funestes, et n'est-il pas probable que, dans l'un et l'autre cas, c'est une inflammation des lymphatiques, qui peut changer de lieu ou faire périr très-promptement le malade ? Sera-t-il donc plus permis de dire que la goutte est une maladie propre aux articulations, qu'il n'est maintenant permis d'affirmer que l'éléphantiasis de Rhazès est le partage des seules extrémités inférieures, et qu'il ne se porte sur les autres parties que par une déviation accidentelle (1) ?

____

(1) Dans un ouvrage du docteur Tavares sur l'efficacité du quinquina dans la goutte, ce médecin

Dans les premiers accès de la goutte , lorsqu'elle a des retours très-éloignés , et qu'elle donne de légères atteintes , la crise de la maladie paraît complète , et se fait par les couloirs de l'urine , qui paraissent être en grand rapport avec les os. Mais lorsque, après quelques années , les inflammations successives et toujours plus rapprochées qui ont lieu sur les vaisseaux lymphatiques , ayant affaibli le ressort de leurs tuniques , les rendent incapables d'offrir la moindre résistance , ils se rompent à chaque accès , et laissent échapper le fluide que l'irritation accumule alors dans leur intérieur. De là viennent les nodosités qui recouvrent les articulations des vieillards goutteux. Sans cette rupture , il paraît que la matière calcaire , déplacée par l'effet de l'inflammation des absorbans , aurait été portée par eux vers les voies urinaires. Sauvages cite un malade , qui à la fin de chaque accès de goutte , crachait abondamment une espèce de

assimile cette maladie aux fièvres intermittentes. Le parallèle qu'il fait de l'une avec les autres , est très-intéressant , et vient encore à l'appui de notre opinion.

poudre blanche, sableuse, grenue, dure, semblable à du tartre. N'est-ce pas la substance des nodosités charriée par les lymphatiques jusqu'au poumon, et qui par une erreur singulière a été expulsée par les organes de la respiration, plutôt que de suivre la route qui lui était naturelle, et d'être portée à la vessie ? Il paraît donc que dans la goutte, ainsi que dans certains rhumatismes, dans les tumeurs blanches des articulations, dans la maladie des femmes en couche, et dans celle que nous décrivons, l'humeur épanchée dépend de la rupture des vaisseaux lymphatiques, et peut être regardée comme une sorte de crise imparfaite ou interrompue ; tandis que si l'inflammation parcourt toutes ses périodes jusqu'à la résolution, cette humeur est conduite par les lymphatiques sur quelque surface excrémentitielle.

§. IV.

La maladie considérée dans ses symptômes.

Après avoir considéré la maladie dans son ensemble, afin de la comparer à celles qui nous ont paru avoir avec elle le plus de similitude, nous allons prendre chacun de ses symptômes, soit dans son état aigu, soit dans son état chronique, et leur examen attentif nous fera connaître les causes de l'erreur et de l'incertitude qui ont tant fait varier les médecins à son occasion.

Du frisson.

Le premier et le plus remarquable qui se présente peu de tems après la douleur locale, est le frisson : puis viennent le vomissement, la chaleur, la soif, la sueur, la rougeur et la tension de la partie. Après que ces premiers signes ont disparu, vient le second stade qui ne présente qu'un engorgement plus ou moins volumineux, rénittent, sans douleur, sans changement de couleur à la peau dans nos climats, et sur-tout dans sa nouveauté, écailleux, gercé, noirâtre, recouvert de croûtes jaunes et de petits tubercules dans les pays chauds et lorsqu'elle est invétérée.

Les médecins indiens, ceux qui les premiers observèrent cette affection singulière à l'île de Barbade, s'arrêtèrent au premier symptôme et regardèrent les suivans comme sa dépendance. Les uns et les autres la prirent pour

une fièvre intermittente, et les premiers la ran-
gèrent sous ce titre dans leurs classifications
bien avant l'époque où florissait Rhazès. Dans
cette acception, l'engorgement qui suit la période aiguë est considéré comme le dépôt de
la matière morbifique; et c'était encore l'o-
pinion du docteur Hillary, quoique il en ait
mieux connu la nature que ses prédécesseurs.
Cependant, comme le docteur Hendy l'a prouvé dans son ouvrage, bien loin que la fièvre
soit la cause de l'affection locale, il est évident qu'elle n'en est que l'effet, puisqu'elle
ne commence jamais que quelques heures
après, et qu'elle peut souvent n'avoir pas lieu,
lorsque l'inflammation n'est pas intense.

Mais pourquoi cette fièvre s'éloigne-t-elle
autant des autres fièvres symptômatiques?
D'où vient ce frisson prolongé et qui se renouvelle tous les jours avec une violence qui
n'a pas lieu dans les fièvres quotidiennes, rémit-
tentes ou double-tierces? Pourquoi ce dernier
n'a-t-il aucune régularité ni dans sa force ni dans
sa durée, ni dans ses retours? C'est, nous
osons le dire, c'est parce que le frisson doit
être regardé comme *la manifestation du
mode de sensibilité des lymphatiques*. Ce
qui le prouve, c'est que le moindre mouve-

ment du membre malade le renouvelle d'une manière très-marquée pendant toute la durée de l'accès. Il arrive ici ce que nous voyons arriver chaque jour dans les maladies des articulations, lorsqu'un fluide en distend les capsules ou les ligamens : tant que le malade reste en repos, il n'éprouve que peu ou point de douleur; mais s'il fait le moindre mouvement, il ressent aussitôt celle qui est propre aux membranes fibreuses, et que produit toujours leur extension. De même les vaisseaux lymphatiques deviennent d'une sensibilité si exquise dans leur inflammation, que, pour peu qu'on remue la partie qui en est le siége, il survient des douleurs excessives et toujours identifiées avec le frisson (1).

Les femmes, dans leur fièvre de lait, nous offrent quelque chose de semblable. Les mamelles deviennent douloureuses, s'enflent, se

______

(1) Nous avons vu souvent la femme Bastien dans le moment de la plus grande chaleur, suite nécessaire du frisson, vouloir se tourner ou se lever sur son séant, et d'abord être prise du frisson douloureux dont nous venons de parler, sans que la chaleur perde de sa force, ou la sueur de sa quantité.

couvrent de petites tumeurs, que l'on ne distingue bien que par le tact, et qui sont douloureuses au toucher. Dans cet état, pour peu que la malade remue dans son lit, elle éprouve un sentiment de froid par tout le corps, et le frisson survient.

Hewson et Kruikshank ont vu plusieurs fois une épingle piquer le bras, et produire, dans l'espace de quelques minutes, le frisson et cette corde dure et noueuse sur le trajet des lymphatiques, qui est regardé comme le signe le moins équivoque de leur lésion. L'extraction de l'épingle calmait les accidens aussi promptement que sa présence les avait fait naître. Il est impossible de supposer de fièvre dans ce cas, en prenant ce mot dans le sens qu'on lui donne communément.

A quelque degré d'intensité que parviennent dans notre maladie les symptômes dont la réunion est appelée fièvre, ils peuvent n'être que locaux, et n'avoir rien de cette généralité qu'on a coutume d'attribuer à cette affection, que les anciens appelaient l'effort de la nature contre la maladie (1).

―――――――――――――――――

(1) Nous avons plusieurs fois remarqué que le

Il peut même arriver que tous les désordres de la circulation se bornant à la peau, cette partie devienne le siége d'un état inflammatoire et fébrile, sans que le cœur y ait aucune part. La pratique des médecins confirme cette vérité, en leur présentant des exemples de fièvres partielles. De ce nombre est celle d'un bourgeois de Mariembourg qui, pendant six semaines, éprouva tous les soirs, sur l'un de ses bras, un frisson compliqué de tremblemens dans la main et dans les doigts, et suivi d'une chaleur brûlante. Il se portait d'ailleurs fort bien, excepté que ce frisson était précédé de vomissement et de douleur dans l'hypochondre et la mamelle du même côté. Ne

---

pouls de madame Bastien, soit pendant le frisson, soit pendant la chaleur, au lieu d'être accéléré, était plutôt ralenti, ou qu'au moins il gardait son état naturel. Nous l'avons, il est vrai, trouvé souvent plus agité ; mais le dernier fait ne détruit pas le premier, et nous avons pu fréquemment attribuer cette agitation aux efforts considérables que faisait la malade pour rendre une petite quantité de mucosité ou de bile par le vomissement ; quelquefois cependant les pulsations avaient toute l'agitation qui caractérise la fièvre.

voit-on pas réunis dans cette observation tous les signes qui ont coutume de manifester l'inflammation du système lymphatique, et n'est-ce pas une preuve évidente qu'ils peuvent être des phénomènes locaux et indépendans de la grande circulation, aussi bien que généraux et subordonnés à l'action du cœur?

Pour dernière preuve que le frisson est la manifestation du mode de sensibilité particulier aux lymphatiques, de la douleur qui leur est propre, nous rappellerons ce qui a lieu souvent dans nos amphithéâtres d'anatomie. Un élève se fait-il une légère coupure avec un instrument trempé dans des sucs corrompus, bientôt se présentent la douleur, le frisson, la corde dure, noueuse, quelquefois rouge, l'engorgement de la glande voisine, en un mot tout ce qui caractérise ces sortes de lésions. Enfin, si l'on récusait cet exemple, parce qu'on pourrait avoir l'idée de comprendre dans la cause de ces symptômes la piquûre de quelques parties nerveuses, nous offrons à la méditation du lecteur les phénomènes qui ont lieu après l'absorption d'un virus ou d'une matière irritante quelconque : le système lymphatique est bien certainement dans ce cas le seul affecté.

Depuis long-tems les médecins avaient observé que dans la période froide de la fièvre intermittente, la chaleur ne diminuait pas, malgré que le frisson et le tremblement fussent extrêmes. Leur embarras dans l'explication de ce fait, vient de ce qu'ils ont pris ces symptômes pour une suite nécessaire du froid, sans considérer que toute autre cause irritante pouvait aussi leur donner lieu. La perception du froid est indépendante du frisson, et le frisson à son tour peut avoir lieu sans l'influence de cette cause; c'est parce que l'on a long-tems confondu l'une et l'autre de ces idées, qu'on a commis tant d'erreurs et bâti tant de systêmes sur les maladies fébriles. On distingue facilement un corps froid d'un corps chaud, sans éprouver de frisson; mais lorsque la température du premier est dans une trop grande disproportion avec la nôtre, il agit comme irritant sur la peau; et à la première sensation due aux papilles s'unit bientôt celle que produit l'irritation des lymphatiques : on frissonne, soit à cause de la contiguité, soit à cause de la liaison sympathique qui unit ces vaisseaux avec les nerfs. La chaleur ne peut rien produire de semblable, parce qu'ayant besoin, pour agir comme irritant,

d'être en disproportion avec celle qui pénètre
nos corps, elle se trouve alors élevée à un degré si haut, qu'elle désorganise subitement la
partie qu'elle touche.

Une remarque des médecins physiciens,
vient à l'appui de notre opinion. Le froid le
plus rigoureux n'est pas celui auquel les
hommes sont le plus sensibles : le froid humide est beaucoup plus pénétrant. Cette observation est constante ; elle prouve que ces
frissonnemens incommodes qui s'emparent
de vous quand vous vous exposez à l'air humide des tems brumeux, ne sont pas dus au
froid, puisqu'alors il est de quelques degrés
moins considérable que par un tems sec : ils
viennent, ou de ce que l'eau qui est en sus-
pension dans l'atmosphère, sert de véhicule
aux miasmes irritans qui s'élèvent alors du
sein de la terre, ou bien de ce que par l'humidité dont l'air est imprégné, il est plus susceptible d'être absorbé par les lymphatiques
qu'il irrite par sa température ou par les particules délétères qu'il dépose sur leur parois
interne. Il est si vrai que les lymphatiques sont
le siége du frisson, qu'entre deux personnes
exposées à la même intempérie, toutes les
deux recevront la perception du froid ; mais

l'une frissonnera si elle est douée d'un tempérament lymphatique , tandis que l'autre, d'une constitution différente, n'en éprouvera aucune incommodité , toutes les autres circonstances étant d'ailleurs égales entre elles.

'Cette considération est de la dernière importance ; car si l'on admet que l'irritation des vaisseaux lymphatiques se manifeste par le frissonnement ou le frisson, que de maladies vont être désormais éclairées d'un nouveau jour ! Ne verrons-nous pas bientôt les fièvres venir se ranger d'elles-mêmes sous les lois de l'analogie qu'il nous sera permis alors d'établir ? En effet, dans celles sur-tout qui ont le type intermittent, ne voit-on pas le frisson prédominer d'une manière vraiment remarquable , et coïncider avec la propriété qu'elles ont de nous être transmises par l'absorption d'un air humide et chargé de particules délétères ? Leur histoire, dans les climats brûlans du tropique, est encore un nouveau témoignage que le froid n'est pas toujours cause du frisson ; elles y sont beaucoup plus fréquentes que parmi nous, sur-tout pendant les saisons pluvieuses ; et la chaleur et l'humidité de ces pays paraissent les favoriser encore plus que les froids brumeux de l'Europe. Il est là peu d'individus qui n'en soient atteints ; souvent même des frissonne-mens incommodes et bornés à la peau, y deviennent habituels, sans que l'intégrité des fonctions soit dérangée.

Outre qu'il est évident que toutes les circonstances qui favorisent la propagation des fièvres intermittentes sont les mêmes que celles qui facilitent l'absorption, l'histoire de certaines de leurs variétés prouve encore d'une manière incontestable qu'elles ont leur siége dans le système lymphatique. Ne les voit-on pas quelquefois être le prélude d'une hydropisie, ou coïncider avec une affection des corps glanduleux du bas-ventre? Junker cite des exemples de la fièvre tierce survenue après une gale répercutée, et qui cessait dès qu'on rappelait l'affection cutanée. Deidier et Monro font mention de fièvres tierces et quartes véroliques qui n'ont pu guérir que par le mercure. Morton et Musgrave ont vu des fièvres quartes dégénérer en goutte opiniâtre et incurable. Il est inutile de multiplier les citations ; les précédentes doivent suffire et fixer l'attention des médecins (1).

----

(1) Ces idées recevront plus de développement dans

Ce n'est pas que nous veuillons nier que le foyer des maladies fébriles ne soit fréquemment dans les premières voies ou dans l'intérieur de nos organes ; mais c'est alors, par l'effet d'une correspondance sympathique, que la peau se trouve affectée de frisson. Ce que nous appelons sympathie n'est ici que la propriété reconnue aux lymphatiques de manifester de la douleur et de l'inflammation loin des parties sur lesquelles agit le corps irritant (1).

Notre maladie nous offre encore l'occasion d'observer ce mode de sensibilité des absorbans. Nous avons vu que, chez les malades qui en sont affectés, le frisson était toujours suivi de vomissemens qui ne peuvent être attribués qu'à la sympathie de l'estomac avec la peau, ou plutôt qu'à cette faculté reconnue

---

un ouvrage dont j'ai rassemblé les matériaux, et que je me propose de livrer incessamment à l'impression.

(1) C'est ainsi qu'une chaussure trop serrée ou toute autre cause semblable et peu incommode, a produit souvent une tuméfaction des glandes de l'aine ; c'est ainsi qu'une irritation quelconque sur les doigts ou la main peut engorger celle de l'aisselle.

aux lymphatiques de s'enflammer très-loin du point d'irritation, et qui a si souvent jeté de la confusion sur le diagnostic.

Toutes les maladies aiguës nous sont un exemple continuel de la correspondance qui existe entre le système lymphatique et nos organes : elles nous font voir qu'il est le moyen d'union dont se sert la nature pour les lier les uns aux autres : aucun d'eux ne peut être affecté, qu'il ne manifeste de suite des signes d'une lésion plus ou moins profonde; mais l'estomac paraît avoir avec la partie de ce système qui entre dans la composition de la peau, des rapports plus intimes qu'avec toute autre. Il est avec elle dans une continuelle réciprocité d'action et de réaction dans la santé; et dans leurs affections, ils sont rarement étrangers l'un à l'autre, et même ils ne le sont jamais.

Du vomissement.

Voilà donc la cause de ces vomissemens violens qui accompagnent le frisson dans notre maladie. Ils sont l'effet de la sympathie (on sait maintenant quel sens nous attachons à ce mot) qui unit l'estomac et la peau; et c'est à raison de la même sympathie que, dans les affections gastriques, il y a des frissons qui sont en proportion de leur intensité.

Il n'est pas une phlegmasie de la peau qui ne présente à l'observateur les mêmes liaisons entre cette dernière et l'estomac. Presque toujours après l'absorption du virus, leur invasion se fait par des horripilations, des frissons qui dénotent la lésion des lymphatiques extérieurs, puis des nausées, des vomissemens, signes de la correspondance sympathique de l'estomac avec les absorbans cutanés. Les choses se passent de même dans la maladie qui nous occupe : c'est une véritable phlegmasie de la peau, sur laquelle on a eu si long-tems de si fausses idées.

Quelle était l'erreur des médecins qui la prenaient pour une fièvre intermittente ! Il est vrai que tout servait à leur en imposer, et le frisson intense qui précédait, et la chaleur, et la soif et la sueur qui venaient ensuite, et les paroxismes et les apyrexies qui suivaient, tout concourait à les aveugler. N'ayant pas la connaissance du systême lymphatique, il était naturel qu'ils fissent peu d'attention aux symptômes locaux, et qu'ils prissent la tuméfaction qui en résultait pour une stase critique. Ce n'est que leurs successeurs plus éclairés, qui ont pu connaître la véritable nature de cette maladie, et la ranger dans la place qu'elle doit occuper.

De la chaleur.

Quant à la chaleur, qui est le troisième symptôme dont nous avons parlé, chacun sait par l'expérience du bain froid, ou de tout autre moyen semblable, capable de faire long-tems frissonner, qu'elle peut devenir intense sans fièvre ; ou plutôt on se procure par ces moyens une véritable fièvre artificielle qui parcourt toutes ses périodes. Il paraît donc que, lorsque le frisson a lieu, il doit toujours être suivi de la chaleur ; et l'on a même remarqué qu'elle avait une force proportionnée à celle du premier, ce qui induit à penser qu'elle n'est alors qu'un symptôme secondaire ; et c'est ainsi sur-tout dans le cas dont il s'agit.

De la soif.

Il en est bien autrement de la soif. Quoique dans le principe elle suive ou accompa-

gne les premiers symptômes, après une longue durée, et lorsque le système lymphatique
a contracté une certaine disposition maladive
que l'on observe sans pouvoir en rendre raison, elle montre son indépendance en servant
de prélude à l'accès. Les malades sont aver-
tis qu'il doit avoir lieu trois ou quatre jours
d'avance, par une soif que rien ne peut éteindre : elle augmente encore pendant le paro-
xisme, et tourmente à un tel point, qu'on boit
continuellement sans pouvoir l'appaiser. Il y
a quelque chose de si particulier et de si intense dans cette soif, que nous n'hésitons pas
à la mettre au nombre des signes pathognomoniques, des caractères essentiels de cette
maladie. C'est elle qui nous a conduits à tirer
cette conséquence que par-tout où elle est
un symptôme dominant, il doit y avoir lésion
des lymphatiques, et l'on sait qu'il n'existe
pas de fièvre sans en être accompagnée : cette
dernière considération confirme ce que nous
avons dit plus haut à leur sujet.

Des sueurs.

C'est la soif et l'immense quantité de liquides qu'elle force à avaler, qui doivent nous

donner la cause des sueurs qui découlent si abondamment de toutes les parties du corps. Elles sont en proportion avec les boissons, et sont bien moindres dans le principe, parce que la soif elle-même n'est pas ce qu'elle doit devenir un jour. On serait dans l'erreur si l'on attribuait cette exhalation considérable à l'afflux du sang, à la superficie; tout se passe dans ce cas de la même manière qu'en été, lorsqu'après avoir bu abondamment, les boissons passent à travers le corps comme à travers un crible. La plupart du tems il n'existe aucune rougeur ailleurs que dans la partie malade, et l'on n'en voit pas moins la sueur ruisseler par tous les pores, même quelque tems après que la fièvre est dissipée : quant aux sueurs de la partie affectée qui sont plus marquées pendant les accès, mais qui persistent durant toute l'année, elles paraissent tenir à d'autres causes. Chaque nuit la partie malade est baignée d'une humidité qui imprègne des linges pliés en plusieurs doubles dont on a soin de l'envelopper : il n'y a là, ni chaleur, ni rougeur, et la cause paraît être en quelque sorte mécanique : il est probable, en effet, que les aréoles du tissu cellulaire sous-cutané étant remplies d'une humeur épaisse et coa-

gulée, elles ne peuvent plus contenir la sérosité qui était sans cesse versée dans leur intérieur, et que cette sérosité reflue et sort par
les conduits qui mènent au dehors : il peut se
faire encore par la peau une autre sorte d'exsudation : celle-ci n'a lieu que lorsque la maladie est très-ancienne, la tumeur très-volumineuse, la peau très-distendue, et ses pores
tellement élargis que non-seulement ils sont
visibles à l'œil nud, mais même laissent quelquefois appercevoir les parties sous-jacentes :
alors, si pendant les accès il se fait un épanchement sous-cutané, il en transsude quelques
pintes, sur-tout si l'inflammation a été considérable. Mais cette matière qui se répand au
dehors n'est pas celle des sueurs ; elle est plus
jaune et plus consistante ; peut-être a-t-elle
quelque analogie avec les sueurs froides et
visqueuses qui précèdent la mort, et qui dépendent évidemment d'une funeste relaxation
de nos parties.

Récapitulation des symptômes.

En récapitulant les symptômes que nous venons de passer en revue, nous trouvons qu'il
en est deux qu'on doit regarder comme essentiels et pathognomoniques, le frisson et la soif :

les deux autres paraissent dépendre entièrement, la chaleur, du premier ; la sueur, de la
seconde, et peut-être de tous les trois, en les
considérant comme des irritans qui favorisent
l'exhalation. Mais leur ensemble seul peut-il
ici constituer une maladie essentielle ? On serait tenté de le croire, en considérant que cet
ensemble prend facilement le caractère de
l'épidémie régnante. Une telle circonstance a
sans doute encore ajouté à la séduction qui en-
traîna les premiers observateurs de la maladie
de Barbade. Toutefois il n'est pas moins constant qu'ils furent dans l'erreur. Ceux qui l'ont
regardée comme une fièvre symptômatique
ont au moins l'avantage d'avoir bien observé la
succession des phénomènes ; avouons cependant qu'ils ont été puissamment aidés par la
connaissance du système lymphatique, qui
leur a fait donner une plus grande attention
aux symptômes locaux dont on avait jusqu'a-
lors négligé de tenir compte.

§ v.

Des symptômes locaux.

Ces symptômes locaux ont donné lieu à la
même incertitude et aux mêmes erreurs : ils

ont induit les médecins à confondre cette maladie avec quelques autres, selon le siége qu'elle occupait. Nous avons vu que la douleur, la rougeur, la tuméfaction de la partie qui ont lieu dans le principe, le frisson, les vomissemens qui les accompagnent, lui avaient fait donner le nom d'érysipèle, et ce n'était pas avoir mal jugé sa nature.

Beaucoup de médecins ont nié que l'érysipèle fut une maladie essentielle : ils l'ont fait dépendre d'une lésion de l'estomac et des premières voies, et cela est assez généralement vrai pour celui que décrivent les auteurs scholastiques ; mais ne peut-il pas être essentiel ; affecter plus profondément la peau ; dépendre d'une cause extérieure ; et dans cette circonstance est-il autre chose que la maladie que nous décrivons ?

Nous voyons, par l'histoire de cette maladie, que si l'estomac présente d'aussi nombreuses sympathies avec cet organe extérieur, c'est par le moyen du système lymphatique, puisqu'une irritation portée sur les vaisseaux de ce système, quelque éloignée qu'elle soit du centre, produit des vomissemens répétés qui ne font rendre que peu ou point de bile, et quelquefois du sang mêlé de mucosités, si l'estomac se trouve en état de vacuité. N'est-il pas naturel de penser que dans les affections qu'éprouve ce dernier , les lymphatiques cutanés à leur tour lui rendent les mêmes sympathies par une inflammation , moindre il est vrai , mais analogue à celle que produit une irritation locale ? L'érysipèle serait donc tour-à-tour une maladie sympathique dépendante de l'estomac, ou bien une maladie essentielle dont la cause résiderait dans l'atmosphère et les corps ambians, si l'on voulait appeler de ce nom l'affection des vaisseaux lymphatiques qui fait le sujet de cet ouvrage ?

Est-il vrai , comme le dit Bichat , que la surface externe de la peau se colore dans l'érysipèle , parce que le sang passe dans les exhalans ? Il semble que si cette disposition existait , il y aurait sueur sanguine comme dans certaines aberrations du flux menstruel , ou dans la maladie qui est caractérisée par ce symptôme. Est-il vrai que l'abord du sang , en augmentant l'exhalation, produise l'amas de sérosité qui a lieu après l'action d'un vésicant ou dans les phlyctènes d'un érysipèle ? On conviendra du moins que dans la maladie que nous décrivons, le gonflement augmentant encore un ou deux mois après que l'inflammation est entièrement dissipée , il ne peut dépendre de cette cause. D'ailleurs le fluide que renferme la cloche produite par le vésicatoire, ne paraît pas de la même nature que celui de l'exhalation. Au lieu d'être, comme les sueurs, ou comme celui qu'on trouve dans les cavités, séreux et de peu de consistance , il est visqueux, et laisse sur le linge une tache presque puriforme.

On a bien peu de données sur l'organisation du système capillaire. Il est regardé par quelques anatomistes comme la continuation de l'artériel, quoique il contienne en grande partie des fluides blancs , et qu'il paraisse avoir une action tonique bien plus puissante que les vaisseaux de ce système. L'oscillation des fluides dans son intérieur , la diversité de nature qu'ils présentent, les mouvemens rapides qui les agitent , ne sembleraient-ils pas rapprocher davantage ce système du lymphatique ? Nous voyons, en effet, qu'il est comme lui doué d'une sensibilité propre à se mettre en rapport avec toutes sortes de fluide , et d'une organisation au moyen de laquelle il leur imprime des mouvemens d'une vîtesse surprenante.

Nous ne voulons pas nier qu'il y ait beau-

coup de vaisseaux sanguins dans le vaste réseau qui enveloppe le corps et qui entre dans
la composition de toutes nos parties ; mais ils
n'y jouissent d'aucune propriété étrangère au
reste des veines et des artères. Ce réseau de
vaisseaux sanguins se trouve recouvert, entre-
lacé d'un réseau beaucoup plus considérable de
lymphatiques qui les pénètrent de toutes parts,
si l'on en juge par les injections de plusieurs
anatomistes distingués. Cette disposition devient sensible sous la peau où toutes les veines
en sont entourées, où différens faisceaux s'observent dans leurs intervalles, en sorte qu'un
plan d'absorbans disposé en couche continue
semble la séparer dans les membres de l'apo-
névrose qui maintient les muscles. On peut juger par analogie que les choses se passent
ainsi dans le tissu réticulaire. Les lymphatiques qui concourent à former cet inextri-
cable lacis, prennent leur origine par des milliers d'orifices imperceptibles aux parois des
tubes capillaires artériels et veineux, dans lesquels le sang parait être en stagnation. Dans
l'état de santé, ces orifices refusent de livrer
passage à ce fluide, et lui enlèvent néanmoins
certaines particules qui sont en rapport avec
leur sensibilité. Ce qui se passe après la mort,

vient à l'appui de cette opinion. On sait que le système absorbant jouit encore quelques momens de ses propriétés organiques après que tout le reste de nos parties a cessé de vivre. Réduit alors à la dose d'activité qui lui a été départie pour jouer son rôle dans l'économie, on ne le voit jamais s'emparer du sang ; et il n'en renferme qu'après une mort violente, comme la strangulation, qui l'en pénètre par une sorte d'injection.

Quoi qu'il en soit, comme cette sensibilité est très-délicate à cause des fonctions des vaisseaux qu'elle caractérise, elle s'exalte et se pervertit à la moindre irritation ; de-là vient que le plus léger frottement fait admettre le sang dans l'intérieur des lymphatiques. On voit cette erreur de lieu se manifester d'une manière évidente dans l'ophthalmie ; et dans l'érysipèle elle est quelquefois portée au dernier degré(1). On l'a vue, après une inflammation

─────────

(1) Il y a peu d'exemples de ce déplacement plus sensible que celui dont M. Coutanceau fait l'histoire sous le nom d'apoplexie cutanée, dans la première année des Mémoires de la Société médicale de Paris. Cette observation est trop curieuse et se rapporte trop bien à mon sujet, pour que je ne saisisse pas l'occasion de la rapporter ici.

du péritoine, pénétrer les lactés de sang, quoique il n'y en eût pas une goutte d'épanché dans

---

Un jeune militaire est tout-à-coup saisi d'une
douleur générale, suivie de la coloration de tout
le tissu cutané. Les accidens croissent au lieu de
diminuer, on porte le malade à l'hôpital, et déjà
les souffrances sont telles, qu'on ne peut obtenir
de lui aucun renseignement sur les causes et les
commencemens de cette maladie. Il avait la peau
uniformément rosée dans toute son étendue, et
d'une extrême sensibilité sur-tout à la région lom-
baire; il poussait des cris perçans aux moindres mouvemens qu'on lui donnait. Le pouls était fort,
plein, la respiration peu accélérée, la langue blanche, le ventre très-tendu et très-douloureux, et
la constipation opiniâtre : le lendemain les symptômes devinrent plus intenses ; la schlérotique et la
cornée devinrent rouges ; la tête s'embarrassa sans
délire notable, et le malade mourut vers le soir.
N'est-ce pas là un érysipèle général? N'est-ce pas
une inflammation des lymphatiques qui a d'abord
commencé par les superficiels, et a produit une injection sanguine qui s'est propagée jusqu'aux vaisseaux les plus profonds, comme on le voit par la
rougeur des yeux, et comme l'a démontré l'autopsie
cadavérique dans les vaisseaux du cerveau, qui étaient
gorgés de sang. La douleur vive ressentie dans tous
les membres et sur le ventre, indique bien manifes-

le bas-ventre (1); on l'a vue gorger les vaisseaux du poumon de ce même fluide, dans la péripneumonie (2); enfin, on l'a vue à la suite d'une maladie qui avait présenté tous les signes du carditis, donner au péricarde une couleur rouge et l'aspect musculeux, tandis que le tissu charnu du cœur était pâle et flasque, et qu'il n'y avait à l'entour nulle trace d'épanchement sanguin (3).

De semblables colorations ne peuvent se manifester que dans les parties où les absorbans se trouvent en rapport avec les vaisseaux sanguins; mais lorsqu'ils jouissent d'une existence isolée, et travaillent à la nutrition dans l'intérieur des organes, ils se gorgent dans leurs maladies inflammatoires du fluide avec

---

tement que cette sorte de transfusion avait pour cause un état inflammatoire, comme dans l'érysipèle, mais trop général pour n'être pas funeste.

(1) Kruikshank, pag. 195.

(2) *Ibid.*

Lorsque les membranes séreuses s'enflamment, on voit les lymphatiques subjacens, distendus et gorgés de sang. (Bich. membran.)

(3) Sauvages, Nosolog. tom. 13, pag. 446; édit. in-12 de la traduction.

lequel ils sont en contact au moment de l'irritation. Aussi, lorsque cette irritation a lieu
dans les tissus dépourvus de sang, et dans
lesquels des réseaux lymphatiques remplis de
fluides blancs de diverse nature se trouvent
continus, il est évident qu'il ne peut y avoir de
teinte rouge, quoiqu'il y ait déplacement d'humeurs, comme il est facile de s'en convaincre
par l'aspect des engorgemens blancs des articulations, et de quelques autres maladies de
même nature.

Le déplacement du sang se borne toujours
au tissu réticulaire dans l'érysipèle vulgaire ;
la délicatesse des vaisseaux qui composent ce
tissu ne pouvant pas supporter une grande
extension, pour peu que l'inflammation soit
intense, ils se déchirent, et il en résulte
un épanchement. Le plus souvent ce n'est pas
sur les vaisseaux qui viennent de recevoir le
sang que s'opère cette rupture : très-irrités
par la présence de ce fluide qu'ils supportent
difficilement parce que leur sensibilité s'exalte
de plus en plus, ils réagissent fortement sur
lui, et cette réaction les préserve d'un pareil
accident, ou du moins le retarde ; mais les
plus superficiels, ceux vers lesquels la lymphe
s'est retirée, qui en sont gorgés, et dans les-

quels elle est retenue par l'obstacle que le sang
et l'érétisme qui est dans la partie enflammée
mettent à la circulation, ceux-là, moins exci-
tés, n'opposent presque que leur propriété du
tissu, et gonflés au-delà de leur élasticité, ils
laissent échapper sous l'épiderme le fluide qu'ils
contiennent. Néanmoins, un degré de plus
d'irritation suffit pour que ceux qui ont reçu
le sang se déchirent à leur tour ; ce qui donne
toujours lieu à la suppuration, comme si elle
était la suite nécessaire du mélange de l'humeur sanguine et de la lymphatique.

On peut, ce semble, inférer de ce qui précède, que l'érysipèle est une maladie de
la même nature que celle qui fait le sujet de
cet ouvrage. On est conduit à ce résultat par
la considération 1°. du début, qui est dans
l'un et l'autre cas marqué par les mêmes symptômes ;

2°. De l'état de la partie enflammée, qui
présente des caractères qui sont les mêmes
dans les deux maladies ;

3°. De la terminaison, qui a toujours lieu
par la résolution, ou par la rupture des vaisseaux lymphatiques ;

4°. De leur sympathie avec l'estomac, soit
qu'il réponde à l'irritation de la peau, soit que

cette dernière réponde aux affections de ce viscère ;

5°. Du système affecté , qui dans l'un et l'autre cas paraît être l'absorbant ;

6°. De leur caractère erratique et ambulant ;

7°. Des retours périodiques ou irréguliers auxquels l'une et l'autre peuvent s'assujettir facilement ;

8°. Enfin, de la nature identique de leurs causes générales, puisées dans l'état de l'atmosphère, et qui peuvent les rendre épidémiques, endémiques ou intercurrentes.

Ce qui paraît seul mettre de la différence entre ces maladies affectant les mêmes organes, est le siége plus ou moins profond qu'elles occupent, et qui change la nature de l'épanchement qui en résulte. Dans l'érysipèle, l'inflammation se bornant à la superficie de la peau, si elle produit la rupture de quelques vaisseaux, le fluide épanché soulève l'épiderme et produit les phlyctènes qui ont ordinairement lieu : dans celle que nous décrivons, au contraire, elle a son siége dans les lymphatiques sous-cutanés, comme l'indique la trace rouge et les bosselures qui suivent le trajet de ces vaisseaux, et de là se propage au système capillaire. Aussi, l'épanchement qui en

résulte est beaucoup plus profond et plus considérable, et au lieu de soulever l'épiderme,
il s'infiltre dans le tissu cellulaire, s'insinue
dans les aréoles du chorion, s'y coagule par
un long séjour, et donne à la peau une très-
grande épaisseur. Cette différence, quelque
importante qu'elle soit par ses résultats, est
toutefois purement locale : elle ne change
rien à la nature de la maladie, qui, dans l'un
et l'autre cas, est essentiellement lymphatique.

En effet, le système lymphatique répandu
avec tant de profusion, et distribué avec une
immense prodigalité dans l'économie, doit
avoir sur ses altérations une influence plus
étendue que celle qu'on lui accorde. Doué
d'une sensibilité exquise dont les nuances
peuvent être variées à l'infini, d'une susceptibilité telle qu'elle s'exaspère au moindre
contact, il joue peut-être le premier rôle dans
les maladies inflammatoires, et le médecin
ne peut se rendre raison des phénomènes de
ces maladies sans le faire entrer dans ses considérations, de préférence à l'artériel et au
veineux, simplement animés par une vie organique, et par un sentiment obscur qui suffit à leurs fonctions presque passives. Cependant nous bornons jusqu'ici les maladies que

nous lui attribuons à des hydropisies dans lesquelles il est presque toujours dans un état
d'inertie, et à quelques affections chroniques,
la plupart inconnues dans leur véritable siége
et dans leurs causes les plus directes, quoique il y ait une infinité de maladies aiguës inflammatoires qui pourraient lui être attribuées.
Peut-être qu'un jour, mieux éclairés sur la
véritable nature de ces altérations, nous serons forcés d'admettre qu'elles lui appartiennent toutes ; peut-être qu'un jour les deux
grandes divisions des anciens, *des maladies
avec matière* et *des maladies sans matière*,
serviront de base à une classification nouvelle
et plus méthodique ? Ne peut-on pas dire,
dès à-présent, que par-tout où l'on voit un
afflux d'humeurs, il a sa cause dans une irritation locale des absorbans, dont l'action augmentée attire dans la partie affectée le sang ou
les fluides qui stagnent dans le voisinage ? En
effet, s'il était possible de frapper ces vaisseaux d'insensibilité, quelque irritation qu'on
tentât de produire sur une partie, on n'aurait
plus ce qu'on nomme vulgairement inflammation, mais bien une douleur sans *turgescence*,
une névrose : car il faut en convenir, les nerfs

et les lymphatiques semblent se partager toute
la sensibilité de l'économie.

ARTICLE II.

DIFFÉRENCES.

Dans les pays où le mal règne endémiquement, on a pu remarquer qu'il se portait de
préférence aux extrémités inférieures, au scrotum et aux grandes lèvres : c'est aussi avec les
maladies de ces parties qu'il a été le plus souvent confondu. Ceux qui, à l'imitation des
Arabes, l'ont nommé *éléphantiasis*, parce
qu'il déformait les jambes et les pieds, ont au
moins su le distinguer, quoique ils n'en con-
nussent pas bien tous les caractères ; mais
ceux qui, trompés par les successeurs de Rhazès, l'ont confondu avec les varices, ou bien
encore ceux qui l'ont pris, d'après Kæmpfer,
pour un *pédarthrocace*, l'ont entièrement
méconnu, et avec lui les signes essentiels de
chacune de ces tumeurs.

§ VI.

Les tumeurs produites par la maladie diffèrent des varices.

Il est vrai que les varices et l'éléphantiasis des Arabes ont cela de commun qu'ils proviennent de l'accumulation d'une humeur dans les membres inférieurs ; mais elles diffèrent en ce que dans les varices le gonflement ne détruit pas les formes des membres, parce qu'il n'y a que les veines qui soient gorgées, au lieu que dans l'éléphantiasis il augmente depuis le pied jusqu'au genou, en déformant ces parties ; elles diffèrent en ce que dans les unes c'est le sang qui forme la tumeur, tandis que dans l'autre c'est une lymphe coagulable et de couleur jaunâtre. La dureté est encore un de leurs signes distinctifs : dans la première de ces maladies, elle n'est pas générale, et ne se porte que sur les veines ; dans la seconde, elle s'étend également sur tout le membre. Il n'est pas besoin de faire remarquer que toutes ces distinctions ne sont maintenant que d'une utilité secondaire pour faire juger de la nature de ces tumeurs : l'observation de la marche de la maladie, et les signes commémoratifs doivent suffire désormais, et donneront mieux que tout le reste une juste idée de ses caractères. Ce n'est que dans l'inspection cadavérique, et lorsqu'on est privé de renseignemens sur la formation de ces engorgemens monstrueux, qu'elles peuvent être de quelque application.

§ VII.

Kœmpfer a pris la maladie fixée aux jambes pour un pédarthrocace, quoique elle en diffère essentiellement.

Le pédarthrocace est une maladie des os précédée de douleurs vagues et comme arthritiques, de l'élévation de quelques tumeurs rouges qui semblent se résoudre, mais qui sont bientôt suivies de douleurs sourdes, profondes, rongeantes, qui deviennent plus vives par l'exercice et le mouvement. Les os affectés se gonflent, les souffrances s'accroissent, et il se forme des dépôts qui donnent lieu à des ulcères virulens et fétides, qui détruisent les os et les parties environnantes. N'allons pas plus avant : il est facile de voir d'après cette esquisse, qu'il n'y a pas la moindre ressemblance entre le pied fébricitant du Malabar et le pédarthrocace avec lequel on l'a confondu sans raison. Ce *périsal* si connu au Malabar, ne gêne pas du tout la marche et les divers mouvemens : les ulcères qu'il produit, au lieu d'être rongeans et fétides, sont fistuleux, ne rendent que de la sérosité, et n'altèrent pas la santé des malades. Kæmpfer, malgré qu'il ait usé du nom de pédarthrocace, n'affirme pas qu'il y ait carie, parce qu'il avoue n'avoir jamais ouvert de ces sortes de tumeurs; mais ne devait-il pas lui suffire de voir l'absence de ces douleurs vives et profondes, qui augmentent à chaque mouvement, et des autres signes que nous venons de rappeler, pour lui faire porter un jugement plus certain ? Il est trop évident que ces deux maladies ne peuvent être prises l'une pour l'autre.

§ VIII.

La maladie observée sur le scrotum, a été confondue avec l'hydrocèle, les hernies et le sarcocèle.

Si, quittant les membres inférieurs, nous

remontons au scrotum , nous voyons notre maladie qui lui donne quelquefois un volume énorme , recevoir tour-à-tour les noms d'hydrocèle , de hernie et de sarcocèle. Examinons jusqu'à quel point elle s'éloigne de ces diverses affections et quels sont les caractères qui l'en distinguent.

1°.

Ce n'est pas une hydrocèle, comme le croit Kœmpfer.

L'hydrocèle est une tumeur du scrotum ou des enveloppes des testicules , produite par un amas de sérosité venant du ventre , ou prenant sa source dans les vaisseaux propres de ces parties. Il en est de deux espèces : l'une renfermant le fluide sans infiltration, l'autre étant au contraire de nature œdémateuse. On distingue la première à la fluctuation , à la résistance que présente le fluide , et sur-tout à la transparence de la tumeur : la seconde cède à l'impression du doigt, et présente tous les caractères de l'œdème. Rien ici d'érysipélateux ou d'inflammatoire ; rien de gélatineux dans l'humeur épanchée ; enfin rien de dur , de rénittent dans le gonflement , comme dans la maladie que nous décrivons. On voit par-là combien l'hydrocèle véritable et le mal endémique au Japon , au Malabar , à l'île de Ceylan , ont entre eux de différences essentielles : l'un est toujours une maladie atonique, et l'autre est au contraire une maladie essentiellement inflammatoire.

2°.

*Ce n'est pas une hernie, comme le pensa
P. Alpin.*

Quant à la dénomination de *hernie* , que Prosper Alpin et quelques médecins ont donnée à ces gonflemens du scrotum ou de toute autre partie du bas-ventre, il n'est besoin que de se rappeler la définition de ces déplacemens des parties molles , pour sentir combien elle en diffère. Les hernies qui descendent dans le scrotum , sont produites par quelques portions d'intestins , ou par quelque autre partie qu a son siége ordinaire dans le bas-ventre. On les reconnaît à la propriété qu'elles ont de rentrer , lorsque le malade est couché dans une position convenable, ou qu'on exerce sur elles une pression méthodique. On ne peut jamais rien voir de semblable dans ce que l'on a improprement nommé *hernies charnues*, et que Prosper Alpin a si souvent observé en Egypte. Une seule circonstance pourrait en imposer : si les hernies contractent des adhérences à leur base, si elles ne peuvent pas rentrer et qu'elles deviennent des tumeurs fixes et permanentes, elles peuvent faire naître quelque incertitude ; mais si l'on fait attention aux signes qui ont précédé, et aux accidens particuliers qu'elles produisent de tems en tems, il est impossible de s'y méprendre : d'ailleurs, jamais les hernies n'acquièrent le volume énorme des engorgemens endémiques observés par Prosper Alpin.

3°.

*Ce n'est pas un sarcocèle, comme le pense
M. Larrey.*

Le nom de *sarcocèle* vient d'être donné dernièrement par M. Larrey à ces énormes tumeurs du scrotum, qui pullulent dans toutes les parties de l'Egypte. Il a cru, d'après l'inspection de cette maladie, pouvoir décider qu'elle est le véritable sarcocèle, qu'il accuse les modernes d'avoir confondu avec les divers gonflemens des testicules. Il s'appuie du témoignage de Fabrice d'Aquapendente, de Fabrice de Hilden, d'André de la Croix, ect.: cependant il est certain que ces auteurs sont d'un avis contraire au sien. M. Larrey dit lui-même qu'ils définissent le sarcocèle *caro adnata testes vel ad testem*, etc., et rien n'est moins équivoque et ne combat mieux ce qu'il avance. Car une chair née sur le testicule est une maladie propre de cet organe, et non point de la peau du scrotum ou de ses autres enveloppes. Ambroise Paré nomme *hargne charnue* ou sarcocèle, une tumeur contre nature *qui s'engendre autour des testicules*. S'il y a quelque obscurité dans cette définition, la description du procédé opératoire met hors de doute qu'il ne veuille parler d'une maladie propre au testicule, puisqu'il conseille d'isoler *la tumeur et de la séparer de la peau du scrotum*. Depuis lui, comme avant, les chirurgiens ont toujours entendu par sarcocèle, une maladie propre du testicule, qui change sa substance en une substance hétérogène, comme le dit Callisen, et laisse intactes, au moins le plus souvent, la peau et les tuniques vaginales et albuginées. Jamais, jusqu'à M. Larrey, on n'avait transporté ce nom à une infiltration de lymphe dans les aréoles de la peau scrotale et dans le tissu cellulaire, à un épanchement considérable de cette humeur coagulée autour des testicules, qui très-souvent restent sains au milieu de tout le désordre environnant. Ces considérations nous forcent à conclure que c'est improprement que M. Larrey a donné le nom de sarcocèle aux tumeurs scrotales qu'il a observées durant le séjour qu'il a fait en Afrique; elles sont de la même nature que les hydrocèles du Malabar, et que la maladie de Ketwig dont nous avons rapporté l'histoire et le dessin. Si l'on se rappèle les détails curieux de cette observation, on s'assurera, comme nous, que l'épanchement d'une matière gélatineuse et coagulée dans l'épaisseur de la peau, des membranes, et quelquefois dans la cavité qu'elles forment, constituait toute la maladie, malgré l'apparence charnue qu'elle présentait extérieurement. Il est d'ailleurs évident que dans la gravure même que M. Larrey a fait faire, le scrotum et les pieds sont affectés d'un gonflement de même nature, puisqu'il les attribue tous les deux au vice *éléphantiaque*. Pourquoi donc appelle-rions-nous la même maladie, *éléphantiasis* aux pieds et *sarcocèle* au scrotum ? Qui ne voit l'a-bus de ces dénominations ? Il faut donc laisser au mot *sarcocèle* l'acception qui lui a été don-née de tout tems, et prendre de notre maladie une idée plus générale, sans être arrêté par les variétés qu'elle présente, suivant le siége qu'elle occupe sur nos parties.

§ I X.

La maladie observée sur le ventre, a été prise pour une hydropisie enkystée.

Enfin, on a plusieurs fois regardé cette af-fection comme une *hydropisie enkystée*, lorsqu'elle a produit sur le ventre d'énormes distensions. Mais aujourd'hui que nous avons la connaissance entière de sa marche et de ses symptômes, nous ne pourrions nous en laisser imposer par de fausses apparences. On aurait dû, même dès le principe, se tenir en garde, et mieux juger la nature de ces tu-meurs à la vue des malades qui les portaient. Si l'on eût bien considéré que les hydropisies enkystées, provenant de la squirrosité de l'un des viscères du bas-ventre, sont toujours accompagnées de plus ou moins d'altération dans la santé, de plus ou moins de faiblesse et de marasme, au lieu que la femme de Berlin, par exemple, jouissait d'une très-bonne santé et d'une agilité surprenante, sans que la partie supérieure de son corps fût émaciée, on aurait évité l'erreur où l'on est tombé touchant cette maladie.

Conclusion du chapitre.

Des divers rapprochemens renfermés dans ce chapitre, il résulte que la maladie dont nous traçons l'histoire étant marquée dès son invasion par le frisson, la chaleur, des nausées, la rougeur vive de la peau, a beaucoup d'analogie avec l'érysipèle et avec les maladies de même nature ; que celle du docteur White n'ayant au contraire que peu ou point de frisson, mais une chaleur intense et des petits redoublemens, à la manière des fièvres hectiques, rarement des nausées, point de coloration de la peau, seulement une douleur profonde à laquelle succède quelquefois une rougeur secondaire et sympathique, se rap-

proche beaucoup plus des tumeurs blanches
des articulations, de certains rhumatismes, etc.;
et que ces diverses affections appartiennent au
système lymphatique superficiel ou profond.
Il résulte encore des considérations précédentes, que le frisson, dont le siége avait été
jusqu'ici méconnu, paraît avoir son origine
dans les vaisseaux lymphatiques, et acquérir
plus ou moins d'intensité, suivant la position
de ceux qui sont affectés; que la soif n'est pas
un indice moins certain de la lésion de ces
vaisseaux; en un mot, que l'analogie vient
ranger les fièvres elles-mêmes dans la classe
des maladies du système lymphatique, circonscrite dans des bornes très-étroites par les
médecins nos prédécesseurs.

Enfin, ce qu'on a lu dans le dernier article,
donne la preuve que les engorgemens produits par la maladie que nous décrivons, sont
d'une nature qui les fait aisément reconnaître, quand on porte dans l'exploration de leurs
signes un véritable esprit d'observation; que
de toutes les tumeurs qui avaient été confondues avec eux, il n'en existe aucune qui n'ait
des caractères bien tranchés qui les distinguent, et que les auteurs les plus judicieux,

dans le petit nombre qui en a recueilli des exemples, sont ceux qui n'ont pu lui assigner aucune place parmi les tumeurs déjà connues.

————————

CHAPITRE XI.

Des causes de la maladie.

ARTICLE Ier.

DES CAUSES GÉNÉRALES.

L'ASPECT hideux et dégoûtant que présentent les membres atteints de ce mal parvenu à son plus haut période, a long-tems donné aux médecins l'idée d'impuretés accumulées, et de matière morbifique déposée ; et presque toujours ils ont cherché dans les qualités de la nourriture, les causes qui pouvaient lui donner lieu. Mieux instruits que nos prédécesseurs sur la véritable nature de ce mal, ne vaut-il pas mieux qu'à l'exemple des grands maitres, nous recherchions quel est l'état de l'atmosphère le plus propre à favoriser sa naissance ? En effet, la manière de vivre n'est jamais assez uniforme parmi les habitans d'un

pays, pour qu'on puisse lui attribuer les maladies endémiques qu'on y voit régner; et il
est plus naturel de s'en prendre aux influences
atmosphériques, qui sont beaucoup plus générales. Ecoutons le père de la médecine, et
jugeons, par ce qu'il dit, de quelle importance il doit être de considérer les altérations
de l'air, pour bien connaître les causes des
maladies : *Mortalibus vitæ, et morborum
ægrotis solus aër est auctor..... subjiciam
igitur mox et illud quod non aliundè un-
quam verisimile sit morbos evenire quam
indè, si is aut plus, aut minus, aut cumu-
latior, aut morbidis sordibus inquinatior in
corpus se ingerat.*

L'expérience des siècles a démontré la vérité
de ces paroles, et l'histoire des épidémies est
encore tous les jours une preuve nouvelle de
leur exactitude. De pareilles sentences, que
font ressortir les lumières de la chimie moderne, doivent immortaliser leur auteur, et
le rendent l'égal des plus grands hommes de
l'antiquité. D'autant plus manifeste qu'elle
recevra de nouveaux développemens, cette
vérité est d'une application immédiate au cas
dont il s'agit.

§ 1er.

Elles ne sont pas dans la manière de vivre.

C'est en vain qu'on voudrait chercher dans la manière de vivre, les causes d'une maladie qui sévit à-la-fois sur les riches et les pauvres, sur les blancs et sur les nègres, et qui n'épargne même pas les animaux. Certes, la nourriture d'un colon de l'île de Barbade est bien différente de celle que prend le misérable nègre qui cultive ses plantations; certes, les vêtemens du premier ne peuvent être comparés à ceux que porte son esclave : cependant, l'un et l'autre éprouvent la maladie endémique dans cette île. Il existe, d'un pays à l'autre, la même différence dans la manière de vivre, qu'entre les individus. Les habitans du Malabar ne mangent que du lait et des végétaux; ceux de Barbade ont fait long-tems usage, pour la nourriture de leurs esclaves, de poissons salés; ils ont long-tems donné à ces infortunés du grain et des salaisons de mauvaise qualité, et la maladie est néanmoins aussi commune dans un pays que dans l'autre. A la vérité, des excès dans l'usage des boissons alcoholiques, de mauvais vêtemens, rendent la maladie plus commune dans une certaine classe du peuple ; mais ce n'est qu'en prêtant de nouvelles forces à l'action de la cause générale.

§ 11.

Elle n'est pas dans les eaux qui servent à la boisson.

Quelques médecins ont pensé que les eaux qui servent à la boisson, donnaient lieu aux maladies particulières qu'on observe dans un pays ; mais loin qu'elles puissent avoir cette influence générale, à peine les trouve-t-on semblables d'un point à l'autre de la même contrée. Celles de Bridge-Town, capitale de la Barbade, paraissent être mal-saines, tandis que dans les campagnes voisines elles sont d'une meilleure qualité. Le R. P. Huggs, dans son Histoire naturelle de cette île, rapporte des expériences qui prouvent que les eaux y sont d'une bonne qualité : aussi jamais ses habitans n'ont pensé à leur attribuer le mal qui les afflige si généralement. Nous voyons, au contraire, ceux de Cochin donner pour cause de leur *pérical* et de leur *andrùm*, leurs eaux, qu'ils disent être chargées de sels âcres et nitreux. Enfin, nous pouvons nous rappeler l'aspect saumâtre et dégoûtant des eaux du Nil, de ces eaux que les Egyptiens ne peuvent boire une partie de l'année, sans laisser déposer les saletés qu'elles contiennent. Est-il donc probable que des qualités si opposées puissent produire des effets identiques? Non sans doute, et c'est dans l'état de l'atmosphère seul qu'il faut chercher la cause qu'il nous importe de trouver.

§ III.

Dans quelles qualités de l'atmosphère sont les causes de la maladie?

Parmi les qualités qui la modifient le plus souvent, il faut compter la chaleur, le froid, la sécheresse, l'humidité simple, l'humidité chargée d'exhalaisons malfaisantes, ou quelques-unes d'elles réunies, comme le chaud et le sec, le froid et l'humide, etc.; enfin, les vents qui impriment à l'air des qualités plus ou moins dangereuses, suivant leur direction, les pays qu'ils ont déjà traversés, et leur contraste avec la température : c'est à nous de chercher jusqu'à quel point l'une ou l'autre de ces modifications influe sur la naissance et la propagation de notre maladie.

1°.

Serait-ce dans la chaleur ?

Sans contredit elle paraît plus fréquemment dans la zône torride que dans les climats tempérés ; mais gardons-nous de nous en laisser imposer, et n'attribuons pas à la chaleur ce qui peut en être indépendant. Rappelons-nous les exemples que nous avons trouvés parmi nous : ils suffiront pour nous convaincre qu'une température modérée ne nuisant aucunement au développement de ces tumeurs monstrueuses, il doit exister une autre cause beaucoup plus générale, et dont l'action puisse s'étendre sous toutes les latitudes.

2°.

Serait-ce dans la sécheresse ou l'humidité ?

L'état de sécheresse ou d'humidité ne peut être non plus qu'une cause secondaire et propre à donner plus d'intensité à la primitive. Nous voyons, en effet, l'éléphantiasis de Rhazès tout aussi commun dans la basse Égypte, humide et marécageuse, que dans le Saïd, pays d'une sécheresse et d'une aridité remarquables; il est aussi fréquent dans le royaume de Cochin, quoique ce pays soit inondé pendant la saison pluvieuse et reste couvert de fange quelques mois après, que dans l'île de Barbade où les pluies sont très-rares, et l'atmosphère d'une sécheresse particulière.

Le docteur Hendy pense qu'on pourrait désigner en termes généraux le climat propre à donner naissance à cette maladie, *climat chaud, avec une grande sécheresse de l'atmosphère pendant une grande partie de l'année*; mais n'en trouve-t-on pas beaucoup qui réunissent ces qualités, sans produire rien de semblable à la maladie *glandulaire de Barbade*? A la vérité cette île était exempte de ce mal lorsque, entièrement couverte de bois et de marécages, l'humidité qui s'exhalait des marais était retenue par la voûte épaisse des arbres, et rafraîchissait son atmosphère; mais ce n'est pas une raison pour donner la chaleur et la sécheresse comme les causes de cette maladie. Nous avons déjà vu qu'elle régnait endémiquement dans des pays très-humides. Dira-t-on que dans les climats où les saisons se divisent en sèches et pluvieuses, c'est pen-

dant le cours de la période de sécheresse qu'elle
a coutume de naître pour exercer ensuite son
empire indifféremment dans toutes les parties
de l'année ? Afin de répondre à cette objec-
tion, franchissons l'espace qui nous sépare de
ces pays lointains : portons nos regards sur les
Asturies, province du royaume d'Espagne,
où l'humidité est telle, que les vêtemens se
moisissent quand on est plusieurs jours sans
les mettre, que les bois neufs de construction
se détériorent avant l'entière confection des
bâtimens. Nulle part, la nature ne paraît si féconde : les végétaux s'y montrent de toutes
parts sous l'éclat le plus pompeux et le
plus varié ; chaque tronc d'arbre semble une
petite colline ornée de la plus agréable ver-
dure ; chaque branche est enveloppée de
lichens de toutes sortes : le sol est par-tout recouvert d'une pelouse très-bien garnie ; mais
le principe aqueux domine tellement dans la
texture de ces productions végétales, que le
chêne est assez flexible pour servir aux mêmes
usages que l'osier. Le résidu de la combus-
tion, quelque quantité de bois qu'on ait employée, laisse à peine dans les foyers assez de
cendres pour éteindre le feu : les fleurs, quoique parées des couleurs les plus vives, n'ont

presque pas de parfum, les fruits ont peu de saveur ; à peine sont-ils parvenus à leur maturité, qu'ils se corrompent : le bled dégénère très-promptement ; les farines s'y convertissent bientôt en une pâte noire, corrompue et puante ; cependant, malgré cette extrême humidité, nous savons qu'il règne dans cette province une maladie endémique semblable à celle du Malabar, de Barbade et de l'Égypte.

La sécheresse de l'atmosphère, jointe à la chaleur, n'est donc pas une cause suffisante pour produire cette maladie. Ces deux qualités n'agissent réellement qu'en disposant nos organes à recevoir plus promptement, et à ressentir plus vivement l'impression de la véritable cause.

3°.

Les vents ne seraient-ils pas ce qui donne naissance à la maladie ?

Puisque nous ne trouvons, ni dans les alimens, ni dans l'eau qui sert à la boisson, ni dans la chaleur, la sécheresse ou l'humidité, des causes suffisantes et qui puissent convenir à tous les climats, examinons si les vents ne seraient pas ce qui lui donne naissance.

§ IV.

La maladie paraît être entretenue dans la zône torride par un vent général d'est qui y règne continuellement.

C'est dans la zône torride, au voisinage de la ligne équatoriale, sous l'influence du tropique du cancer, que cette maladie est le plus communément endémique. Est-il étonnant qu'on l'ait attribuée à la chaleur, puisque tant de circonstances portaient à le penser ? Mais on n'a pas fait assez d'attention à un fait essentiel ; c'est que tous les pays situés sous la même latitude, ou qui éprouvent une égale température, n'en sont pas également atteints : cette remarque aurait dû suffire pour donner la conviction que la chaleur seule n'est pas capable de la faire naître. D'un autre côté, on sait que cette chaleur deviendrait insupportable dans ces climats brûlans, si elle n'était presque continuellement tempérée par des vents frais qui s'élèvent ordinairement avec le soleil, et baissent chaque jour avec lui. C'est ainsi que sur la côte de Malabar, un vent de terre venant de l'orient, souffle journellement depuis le mois de septembre jusqu'au mois d'avril, et que les vents de nord-est et de nord-ouest y règnent le reste de l'année. Ces vents font quelquefois par leur fraîcheur un contraste si fort avec la température du jour, qu'ils incommodent les habitans : ils sont en même tems si vifs et si pénétrans, qu'ils s'insinuent dans les maisons, y exaspèrent les maladies, et souvent en produisent de nouvelles. C'est ainsi qu'en Egypte le vent du nord souffle régulièrement depuis avril jusqu'en juillet, se mêle ensuite tantôt avec l'est, tantôt avec l'ouest, rafraîchit la température, et rend l'ardeur du soleil plus supportable : c'est encore ainsi que la chaleur serait dévorante et meurtrière dans l'île de Barbade, si des vents soufflant incessamment du nord-est ou de l'est, ne venaient la tempérer chaque jour; ils sont constans et invariables dans leur direction pendant une grande partie de l'année. C'est la propriété des régions équatoriales, d'avoir des vents plus réglés par leur direction et leurs périodes, que ceux des zônes tempérées dans lesquelles les phénomènes atmosphériques n'ont rien de si stable et de si régulier. Voilà, sans doute, pourquoi ces contrées présentent à l'observation un plus grand, nombre de maladies endémiques ; et ce doit être la raison qui a rendu la nôtre si généralement répandue dans les lieux que nous venons de spécifier.

Le docteur Hendy voulant rechercher par quelle gradation successive l'atmosphère de l'île de Barbade est devenue propre à produire la maladie qu'il appelle *glandulaire*, suit les progrès que la culture a faits dans cette île depuis l'établissement de la colonie ; et il résulte de ses recherches qu'à mesure que les bois ont été coupés, les habitans sont devenus de plus en plus sujets à cette affection. Il est donc incontestable qu'on doit l'attribuer à cette cause accidentelle ; mais au lieu que le médecin anglais en donne pour raison la chaleur et la sécheresse qui en ont résulté, ne pourrait-on pas dire plus exactement qu'ayant laissé par la destruction de tous les bois un libre cours aux vents, ces derniers ont produit cette inflammation de lymphatiques dont on a long-tems méconnu les causes ? En effet, depuis la ligne jusqu'au 30°, il règne un vent général d'est qu'on observe avec la plus grande facilité sur les mers, où

le globe uni ne présente aucun obstacle à l'atmosphère. Dans les pays plats dépourvus de
bois qui seuls garantissaient de l'impression
de ce vent, il doit porter la fraîcheur et quelquefois causer par son contraste avec la température qui domine, toutes sortes de maladies inflammatoires; et les choses se passent
ainsi dans l'île de Barbade. Cette raison est
d'autant plus plausible, que la situation de
Bridge-Town confirme ce que nous venons
d'avancer. Construite sur la rive occidentale
de l'île, cette ville se trouvait garantie des
vents d'est, avant qu'on eut abattu les bois
qui garnissaient les hauteurs à l'orient : voilà
pourquoi, dans les premiers tems de l'établissement de la colonie, lorsque les habitations
ne s'éloignaient pas encore beaucoup de la
capitale, les habitans furent exempts de la maladie qui les afflige aujourd'hui si généralement.

Nous le répétons, nous sommes loin de
nier absolument que la chaleur et la sécheresse ne puissent bien contribuer, chacune de
leur côté, à exaspérer les effets de la cause que
nous venons d'indiquer; l'expérience de ce qui
a lieu dans cette île, prouve au contraire
que ces trois modifications de l'atmosphère

se réunissent pour donner à l'économie animale une prédisposition éminemment inflammatoire. Le système lymphatique, qui est sans
cesse en contact avec l'air ambiant, est tellement irritable dans cette île, qu'un malade
qui prenait à Antigoa huit pillules purgatives mercurielles sans éprouver de salivation,
eut la bouche affectée après en avoir pris
quatre seulement à Barbade.

C'est un tableau très-intéressant que celui
des constitutions médicales qui s'observent
dans cette île ; il peut servir à donner une
idée très-juste des maladies occasionnées par
une atmosphère chaude et sèche, rafraîchie
par un vent frais, et en général de toutes
celles qui ont leurs causes dans les intempéries
sèches. Il pourrait aussi aider à poser une
ligne de démarcation entre les affections qui
résultent de la simple humidité, accompagnée
de chaleur ou de vents frais, et celles qui
reconnaissent pour cause une atmosphère humide et chargée de corpuscules délétères. Le
défrichement des terres ayant fait disparaître
les marais, a dégagé l'air de leurs exhalaisons nuisibles, et il ne reste plus dans la
différence des saisons qu'une grande chaleur
sèche avec un vent frais, ou bien une grande

chaleur humide, toujours mêlée avec le même vent.

En effet, au lieu qu'à Batavia, par exemple, ville située sur les bords d'une mer très-sale et d'un aspect dégoûtant, entourée d'une plaine marécageuse et souvent inondée, remplie de canaux où l'eau croupit sans écoulement, et au-dessus desquels la circulation de l'air est interceptée par des arbres qui bordent les rues : au lieu que dans ce bas-fond où le jeu des vents n'a pas assez de liberté, on voit chaque année les épidémies les plus meurtrières détruire plus d'européens que les guerres les plus sanglantes ; un funeste scorbut faire périr des équipages entiers ; des fièvres pernicieuses frapper de mort dès le premier accès ; des pestilentielles dévorer presque tous les étrangers abordés depuis la saison dans cette triste capitale des Indes ; des dyssenteries toujours mortelles, des ulcères rongeans qui, pour la moindre cause, consument les chairs et dépouillent les os en vingt-quatre heures ; dans l'île de Barbade, au contraire, on n'apperçoit que l'influence bénigne d'un air pur et souvent renouvelé : les maladies qu'on remarque dans chaque saison doivent toutes leur origine ou à l'intempérie sèche, ou à l'intempérie humide , mais sans aucun mélange : ce sont des inflammatoires bien tranchées et des catarrhales non moins équivoques. D'un côté tout semble affaiblir et détruire la connexion de nos parties ; de l'autre tout paraît concourir à leur donner plus d'ad-hésion, plus de rigidité. A Batavia, les habi-tans sont pâles, ont le teint plombé et portent sur leur figure l'empreinte de la mort qui les menace à chaque instant. A Barbade , les fonc-tions jouissent de la plus grande intégrité, et l'on va s'y rétablir des fièvres intermittentes qu'on a contractées dans quelque autre partie des Indes occidentales.

Une telle comparaison nous confirme dans l'opinion que les causes générales des maladies endémiques comme des épidémiques, doivent toujours être prises dans l'atmosphère. Elle nous démontre combien il est important de connaître les modifications de cette dernière, soit qu'elles viennent de la chaleur ou du froid, de la sécheresse ou de l'humidité ; soit qu'elles viennent des miasmes qu'elle tient en suspen-sion, ou de la réunion de plusieurs de ces qua-lités ; soit enfin qu'elles dépendent des vents qui jouent souvent eux seuls le rôle le plus im-portant dans les épidémies. Elle nous confirme encore que le système lymphatique est le seul qui dans tous ces cas reçoive les impressions, qu'il est le premier et le plus essentiellement affecté par ces diverses intempéries ; et c'est pour nous une nouvelle preuve de l'importance de ce système trop négligé jusqu'à ce jour.

Sous ce point de vue, nulle constitution atmosphérique ne présente plus d'intérêt que celle de l'île de Barbade. C'est dans un climat où l'on peut voir des années entières marquées, mois par mois, par des épidémies inflammatoires , qu'on doit s'attendre à trouver le système lymphatique affecté dans toutes les parties du corps, et présenter des maux variés, très-rares, et même inconnus dans nos régions tempérées. Sur-tout ne perdons pas de vue que, quelque favorable que soit l'atmosphère de l'île de Barbade à la naissance de ces affections, c'est principalement au vent qui règne qu'elle doit cette propriété : s'il change de direction , avec lui se dissipent les maladies qu'il occasionnait ; et l'on en voit paraître qui se rapprochent davantage de celles qu'on remarque pendant la saison pluvieuse à Batavia, ainsi qu'on l'a éprouvé dans l'année 1755, par un vent sud.

Il paraîtrait donc, d'après ces considérations, qu'il faudrait chercher la cause de notre maladie dans la direction du vent; et si l'on se bornait à observer que celui de l'est règne continuellement à Barbade, et avec plus de force depuis que cette île est dépourvue de bois; si l'on faisait attention que la même disposition a lieu dans le royaume de Cochin; qu'au lieu d'être arrêté par les montagnes qui bornent ce petit état vers l'Orient, il reçoit dans les gorges et les vallons qu'il traverse une nouvelle force et plus de vivacité, on serait tenté de s'en tenir à cette seule cause, au vent d'est qui souffle dans une atmosphère échauffée. Ne venons-nous pas de voir que ce vent domine constamment dans la zône torride, où la maladie est plus souvent endémique que par-tout ailleurs ? Si tous les pays situés sous cette zône n'éprouvent pas les mêmes effets, quoique soumis à la même influence, il en faut chercher les raisons dans les dispositions locales, dans les hauteurs, les forêts qui interceptent les courans d'air, quoique on voye des circonstances où ces dispositions, changeant en apparence la direction du vent, ne font cependant que lui donner plus d'intensité, par l'effet de la réflexion qu'il éprouve dans le creux des rochers.

§. V.

Le vent d'est n'est pas le seul qui produise la maladie ; il suffit qu'un vent froid soit en contraste avec la chaleur.

Toutefois il est facile de concevoir qu'il peut se rencontrer par-tout des circonstances qui favorisent le développement des maladies inflammatoires, et en particulier de la nôtre ; il ne faut pour cela que le contraste d'un vent frais et d'une température élevée.

A Siam, la chaleur serait insupportable, sans les vents qui soufflent sans cesse et rafraîchissent l'air. Ils viennent toujours du pôle opposé à celui que le soleil éclaire : ainsi tantôt les vents du nord y règnent et rafraîchissent la température, tantôt, lorsque le soleil est au nord de la ligne, ils soufflent du midi et amènent les pluies.

La province de Cachemire, au nord des états du Mogol, est bornée des deux côtés par de hautes montagnes, faisant partie de la grande chaîne qui traverse l'Asie dans toute sa longueur, de l'est à l'ouest. On éprouve alternativement dans ce pays des changemens de température qui font passer tout-à-coup des chaleurs de l'été au froid de l'hiver, par deux vents directement opposés.

Malgré la position favorable du climat habité par les Kalmoucs et les Eluths, la situation particulière de son sol le rend très-incommode pour ces peuples errans. Outre qu'on y manque d'eau en une infinité d'endroits, son plus grand inconvénient est qu'à la suite des jours les plus chauds, pendant lesquels la réflexion des sables brûlans communique à l'air une ardeur dévorante, et qui est à peine rendue supportable par les vents frais soufflant continuellement, il gèle quelquefois pendant la nuit, sans doute parce que l'action de ces vents n'est plus neutralisée par la chaleur des rayons du soleil.

Nous voyons en Guinée le même contraste régner entre les vents et l'atmosphère. L'un de ces vents est tellement froid et perçant, que lorsqu'il souffle, il produit les mêmes effets que ce funeste *kamsin* qu'on ressent par fois en Égypte. Pour éviter d'en être la victime, les habitans se renferment exactement dans leurs maisons, et se gardent bien de s'exposer à l'air extérieur. Il est aussi meurtrier pour les animaux que pour les hommes : on cite que deux chèvres ayant été oubliées, en furent suffoquées en peu d'instans.

Aux îles du cap Vert, le long de la côte méridionale de l'Afrique, sous la même latitude que les Antilles, l'air est d'une chaleur extrême et fort mal-sain. Le vent du nord qui s'y fait ressentir un peu avant quatre heures du soir, apporte une fraîcheur soudaine dont les effets sont quelquefois mortels.

La chaleur ne va pas au cap de Bonne-Espérance à plus de 28 à 30°; mais lorsque pendant l'été le vent de sud-est souffle avec force, l'air est très-vif : il cause même à ceux qui s'y exposent un saisissement assez prompt, et lorsqu'il pénètre dans les appartemens, il transit ceux qui rencontrent les courans qu'il y produit.

Le contraste des vents et les variations de l'atmosphère qui en sont les suites, sont extrêmes en Amérique, dans les Etats-Unis. A peine voit-on le même vent régner trente heures de suite, le même degré du thermomètre se maintenir pendant six heures. Sans cesse les courans de l'air varient, non de quelques degrés, mais d'un point de l'horizon à son opposé. Ces irrégularités méritent d'autant plus l'attention, que les changemens de température qu'elles entraînent sont aussi subits que contrastans, et il n'est pas rare d'éprouver les effets de deux saisons opposées dans le même jour. Cette inconstance se maintenant toute l'année, ne doit-elle pas équivaloir, sous de certains rapports, à la régularité des vents qu'on observe ailleurs ?

Dans la plaine maritime du Pérou, qui est entre la baie de Guiaquil jusqu'au de-là d'Areca, l'air est très-sec, et le sol très-aride. Il semble au contraire que cette plaine devrait être très-humide , puisqu'elle est bornée d'un côté par la mer, et de l'autre par des montagnes, qu'on sait être un réservoir inépuisable d'eaux de toute espèce ; mais on attribue la cause de cette sécheresse au vent de sud-ouest qui règne pendant toute l'année, et qui souffle avec tant de violence, qu'il emporte les vapeurs avant qu'elles puissent se former en nuages.

On sait, enfin, que Lima , Rio-Janeiro , St.-Domingue, la Jamaïque, etc. , seraient inhabitables comme les autres contrées voisines de la ligne équatoriale, sans des brises de diverses directions, qui se lèvent chaque jour avec le soleil, et semblent l'accompagner pour tempérer l'ardeur de ses rayons perpendiculaires.

Malgré la diversité de la direction des vents régnant dans les pays que nous venons d'énumérer, il est néanmoins très-probable que leur fraîcheur, en contraste avec la température de l'atmosphère, doit avoir des suites analogues à celles qui résultent du vent d'est à l'île de Barbade et à la côte de Malabar. Si l'observation ne nous permet pas encore de donner cette analogie comme une certitude, peut-être qu'un jour elle recevra de l'expérience une parfaite confirmation. On voit déjà qu'à Siam les érysipèles sont tellement fréquens, que sur vingt hommes dix-neuf en sont atteints, et dans une étendue de plus de la moitié du corps (1). Dans certains pays des Indes orientales, les lobes des oreilles s'enflent et parviennent à une grosseur monstrueuse ; le *berber*, sorte de maladie dans laquelle le corps s'enfle, les membres s'affaiblissent et deviennent impotens,

______

(1) Histoire générale des voyages, tome 34, in-12.

attaque ailleurs les habitans, souvent d'un jour à l'autre ; et nous tenons du docteur Geoffroi, notre estimable confrère, que *l'éléphantiasis de Rhazès* n'est pas rare à S.-Domingue, où ce médecin a fait une assez longue résidence, et qu'il est très-commun sur la côte d'Afrique, qu'il a parcourue. Ce dernier fait se trouve en contradiction avec ce qu'avance le docteur Hendy, qui, malgré tous les renseignemens pris auprès des nègres ou des marchands qui font le commerce d'esclaves sur cette côte, n'a jamais pu découvrir que cette maladie y fût connue : on sent combien le témoignage contradictoire d'un témoin oculaire, et sur-tout d'un témoin éclairé, doit affaiblir son assertion.

Nous ne trouvons pas en Europe cette régularité constante des saisons qui produit les maladies endémiques, ni ces brusques variations qui persistent avec une sorte de constance, et font subir dans le même jour le froid de l'hiver et le chaud de l'été, comme on l'éprouve aux États-Unis. Cependant nous avons vu que le climat de l'Espagne se rapproche beaucoup de celui des Anglo-Américains, et, selon toute apparence, c'est à cette similitude qu'on doit attribuer les inflammations intenses qui désolent cette partie méridionale de l'Europe, en même tems que les maladies endémiques dont elle est affligée.

La basse Provence est un pays sec où l'air est très-chaud, et le serait encore davantage, sans un petit vent frais semblable aux brises des Antilles. Serait-ce à cette circonstance que les Provençaux devraient la *serpentine*, maladie dont la nature est jusqu'à présent inconnue, et qui est une tumeur survenant ordinairement sur les pieds des enfans nouveaunés ? Cette maladie paraît du moins avoir quelques points de rapprochement avec ce que la petite fille de Schrokius avait sur la main. C'est ici le lieu de dire qu'Hippocrate, dans son *Traité de l'air, des eaux et des lieux*, à remarqué parmi les maladies des villes exposées aux vents froids, une sorte d'hydropisie du scrotum qui survenait aux enfans, et qu'il paraît considérer comme une maladie aiguë. Cette affection n'aurait-elle pas, sous ce rapport, quelque ressemblance avec *l'andrùm* ou hydrocèle endémique du Malabar, que les enfans contractent fréquemment au sortir du ventre de leur mère ? Peut-être que cette opinion n'est pas sans fondement ; et si on lui trouve quelque validité, ce sera le seul indice qui puisse nous témoigner qu'Hippocrate a vu notre maladie.

Il serait trop long de passer en revue tous les lieux de l'Europe où se rencontrent de pareilles dispositions. Le sol de cette partie du monde étant très-varié, entrecoupé de hautes et de nombreuses montagnes, recouvert de forêts très-étendues, les vents généraux y sont très-rares, et les vents locaux au contraire très-multipliés ; ensorte qu'un plus grand détail nous entraînerait hors des limites que nous devons nous prescrire dans cet ouvrage. Contentons-nous de faire sur ces vents locaux l'observation générale que par-tout où ils règnent, ils doivent produire des maladies particulières, indépendamment de la saison et des autres qualités de l'atmosphère. On explique par eux pourquoi certaines épidémies ravagent une ville, sans intéresser celle qui l'avoisine, mais dont l'exposition n'est pas la même ; et pourquoi certaines maladies restent constamment bornées à tel ou tel pays, sans jamais aller au-delà.

§ VI.

La fraîcheur des nuits dans les pays chauds peut donner la maladie à ceux qui s'y exposent inconsidérément.

Dans les contrées où les nuits, par une fraîcheur et une humidité résultant de certains vents périodiques ou journaliers et des rosées, forment un contraste très-marqué avec la chaleur des jours, on ne peut s'y exposer imprudemment, sans éprouver les mêmes effets que nous venons d'attribuer aux vents frais. Aussi le docteur Hendy recommande-t-il d'éviter soigneusement de coucher hors des maisons ou de laisser les croisées ouvertes pendant la nuit. Au Malabar et en Égypte, l'habitude de dormir en plein air produit diverses maladies particulières. A Bassora, il n'est pas rare de se réveiller la bouche de travers, ou avec le *beriberi*. En un mot, dans tous les climats analogues, les mêmes imprudences doivent entraîner les mêmes suites, et par cela même se trouver une cause très-commune de notre maladie.

§ VII.

*Peut-être même que la disposition des ou-
vertures des bâtimens établit des courans
d'air qui la produisent chez les enfans.*

Ne pourrait-on pas croire, même, qu'au
moyen de la disposition des ouvertures qui
donnent l'air et le jour dans les bâtimens, il
peut s'établir dans leur intérieur, pendant les
saisons froides, des courans qui frappent d'une
impression subite des corps tenus à une très-
douce température ? C'est sur-tout dans les
hospices que ces influences peuvent se rencontrer : les adultes et les hommes faits y sont à
la vérité rarement sensibles ; mais quelque
légères qu'elles soient, elles ont une action
bien manifeste sur les enfans nouveau-nés,
si l'on doit en juger par l'histoire de l'endurcissement du tissu cellulaire. En effet, pourquoi cette maladie ne s'est-elle montrée à Paris que dans l'hospice consacré aux enfans
trouvés ? Pourquoi, dans le même tems qu'elle
était épidémique dans cet hospice, ne se ré-
pandait-elle pas sur les enfans de la ville, au

moins sur ceux qui, appartenant à des mères
pauvres, ne pouvaient recevoir d'elles tous
les soins que les riches font prodiguer aux
leurs ? N'est-ce pas à la localité même de la
maison qui leur est consacrée et sur-tout à certains rapports entre les vents régnans et les
ouvertures des salles, qu'on doit attribuer la
préférence exclusive qu'affectait la maladie ?
Il est toujours certain que M. Andry lui donne
pour cause le froid que l'enfant éprouve, soit
au moment où il vient au monde, soit dans
les premiers jours de sa naissance (1).

§ VIII.

Résumé des causes générales.

Il paraît donc prouvé 1°. que l'impression
soudaine du froid sur un corps échauffé par
la température au milieu de laquelle il a coutume de vivre; 2°. que la fraîcheur péné-
trante des nuits, aidée par fois des courans
d'air qu'on établit dans les appartemens,

---

(1) Mémoires de la Société royale de médecine,
ann. 1784 et 1785.

comme le docteur Hendy le reproche aux habitans de Barbade ; et 3°. que le passage brusque du chaud au froid, sont les causes les plus générales de la maladie qui nous occupe. Elle est endémique, si, comme dans la zône torride, ou dans quelques lieux particuliers de l'Europe méridionale, ces causes agissent continuellement par le moyen des vents réguliers : elle est au contraire intercurrente ou épidémique, si la rotation des saisons ramène une certaine réunion de circonstances propres à lui donner naissance, comme le docteur Hillary et Sydenham paraissent l'avoir observé, quoique dans des climats bien opposés.

ARTICLE II.

CAUSES PARTICULIÈRES.

Mais les causes individuelles, celles qui font naître cette maladie sur telle ou telle personne, indépendamment de l'état de l'atmosphère et de son action sur les corps, sont encore trop peu connues pour qu'on puisse les désigner. Nous hasarderons seulement, d'après le peu d'observations qui nous sont propres, de donner pour une des plus fréquentes la suppression de quelque évacuation naturelle, ou de toute autre que l'habitude rend dangereux de voir cesser; et nous nous en référons d'ailleurs à l'expérience mieux éclairée désormais pour en trouver un plus grand nombre et les faire mieux connaître.

CHAPITRE XII.

Du traitement de la maladie.

CONSIDÉRANT la maladie sous son véritable point de vue, c'est-à-dire comme une inflammation du systême lymphatique, il sera peut-être moins difficile d'indiquer les règles du traitement qui lui convient.

Nous sommes loin d'embrasser l'opinion du docteur Hillary, qui croyait ne devoir s'occuper que de la fièvre, ou celle du docteur Hendy qui regardait la maladie comme ayant une tendance septique : l'un et l'autre nous paraissent avoir été dans l'erreur. Néanmoins, malgré que leur traitement se ressente un peu de l'idée qu'ils avaient adoptée, on doit leur rendre la justice de dire que parmi quelques préceptes inutiles, ils ont donné tous ceux qu'on peut admettre aujourd'hui comme les meilleurs.

Il est nécessaire, avant tout, d'avoir égard

au tempérament du malade, à la constitution de l'atmosphère ou à l'épidémie régnante, et diriger les moyens curatifs suivant les indications que vous suggèrent ces considérations préliminaires : mais quelles que soient les apparences inflammatoires, on doit se donner bien de garde de pratiquer des saignées qui peuvent devenir quelquefois très-dangereuses. Si le sujet est naturellement pléthorique, cette opération faite avec prudence peut quelquefois modérer les accidens : mais il en est résulté de si terribles pour l'avoir pratiquée sans ménagement et pour l'avoir réitérée, qu'il faut être bien sur ses gardes, afin de ne pas l'ordonner mal à propos.

On retire une bien plus grande utilité de l'emploi des émétiques, lorsque les malades sont tourmentés de vaines envies de vomir ; car si l'inflammation est assez intense pour occasionner des vomissemens fréquens, il faut en user très-prudemment. Les médecins de l'île de Barbade, trompés par la fausse apparence de plénitude que ces vomissemens semblent indiquer, abusent singulièrement de ce moyen violent, toujours nuisible quand il n'est pas ordonné à propos. Le docteur

Hendy s'élève sagement contre leur pratique, et il en démontre les inconvéniens.

C'est dans ce premier moment d'irritation que les anti-spasmodiques doivent être administrés, et calment le spasme de l'estomac. Leur usage a été suivi des plus heureux succès sur madame Bastien, et nous voyons que les médecins anglais s'en louent aussi beaucoup. Le docteur Hendy conseille même contre le retour des accès, l'emploi soutenu des fleurs de zinc ou oxide de zinc sublimé, qu'il regarde comme un puissant anti-spasmodique. Il est certain que ces sortes de médicamens réussissent du moins toujours à faire cesser les vomissemens et l'anxiété qu'éprouvent les malades dans les accès, et qu'ils arrêtent d'une manière très-marquée la fièvre, qu'on verrait sans eux se continuer trois ou six semaines, par une simple habitude nerveuse.

Malgré que les médecins de Barbade recommandent l'application des émolliens et des sédatifs dans les premiers momens de l'affection locale, nous croyons qu'ici, comme dans l'érysipèle, la partie n'a besoin que d'être garantie des impressions extérieures, lors de la plus grande inflammation; mais, si après que cette dernière est un peu dissipée, le gonflement devenait considérable, quelques mouchetures seraient un moyen efficace pour opérer le dégorgement de la peau, et procureraient un grand soulagement. Le bandage serré devient alors indispensable; et c'est aussi dans ce moment que quelques légers sédatifs et quelques répercussifs comme l'acétite de plomb liquide, le sulfate de zinc, etc., deviennent nécessaires pour seconder l'effet du bandage serré, et consolider la cure. Le malade doit s'astreindre à garder le lit pendant quelques semaines, si le gonflement est à l'une ou à l'autre des extrémités inférieures : sans cette précaution, il s'exposerait à voir son traitement infructueux.

Nous devons comprendre encore au nombre des moyens curatifs, l'opium uni au quinquina, le quinquina administré sans mélange, les bains froids, ceux de mer, etc.: on doit, par l'emploi continué de ces moyens et par celui de l'oxide de zinc sublimé, prévenir le retour des accès, et chercher à détruire l'espèce de périodicité qu'affecte la maladie; mais quelle que soit son incommodité, on ne doit jamais recourir à l'amputation, comme on a cru pouvoir le faire tout récemment. Lorsqu'on a voulu, dans des cas désespérés, en venir à cette extrémité, par une bizarrerie à laquelle on était loin de s'attendre, le mal, qui ne paraissait être que local, s'est porté peu de tems après du côté opposé ; ou bien, subissant une déviation plus funeste, a été se fixer sur l'un ou l'autre des viscères où il a produit des accidens qui ont fait périr misé-rablement les malades.

F I N.

TABLE DES CHAPITRES.

CHAPITRE Ier.

CHAPITRE II.

CHAPITRE III.

CHAPITRE IV.

CHAPITRE V.

CHAPITRE VI.

CHAPITRE IX.

CHAPITRE X.

CHAPITRE XI.

CHAPITRE XII.

FIN DE LA TABLE.

ERRATA.

Page 68, ligne 19, au lieu de *puis*, lisez : et.

Page 74, ligne 13, au lieu de *antopsie*, lisez : autopsie.

Page 103, lignes 17 et 18, au lieu de *Abubeker*, lisez : Ebn Zacharie.

Pag. 104, ligne 4, au lieu de *employés*, lisez : employées.

Page 129, ligne 7, au lieu de *ne soit*, lisez, ne fût.

Page 144, ligne dernière, au lieu de *vers l'est*, lisez : et de l'est.

Page 147, ligne 6, au lieu de *chaude*, lisez : chaude et humide.

Page 237, ligne 1re., au lieu de *le*, lisez : les.

DE L'IMPRIMERIE D'ANTOINE BAILLEUL,
RUE HELVÉTIUS, n°. 71.

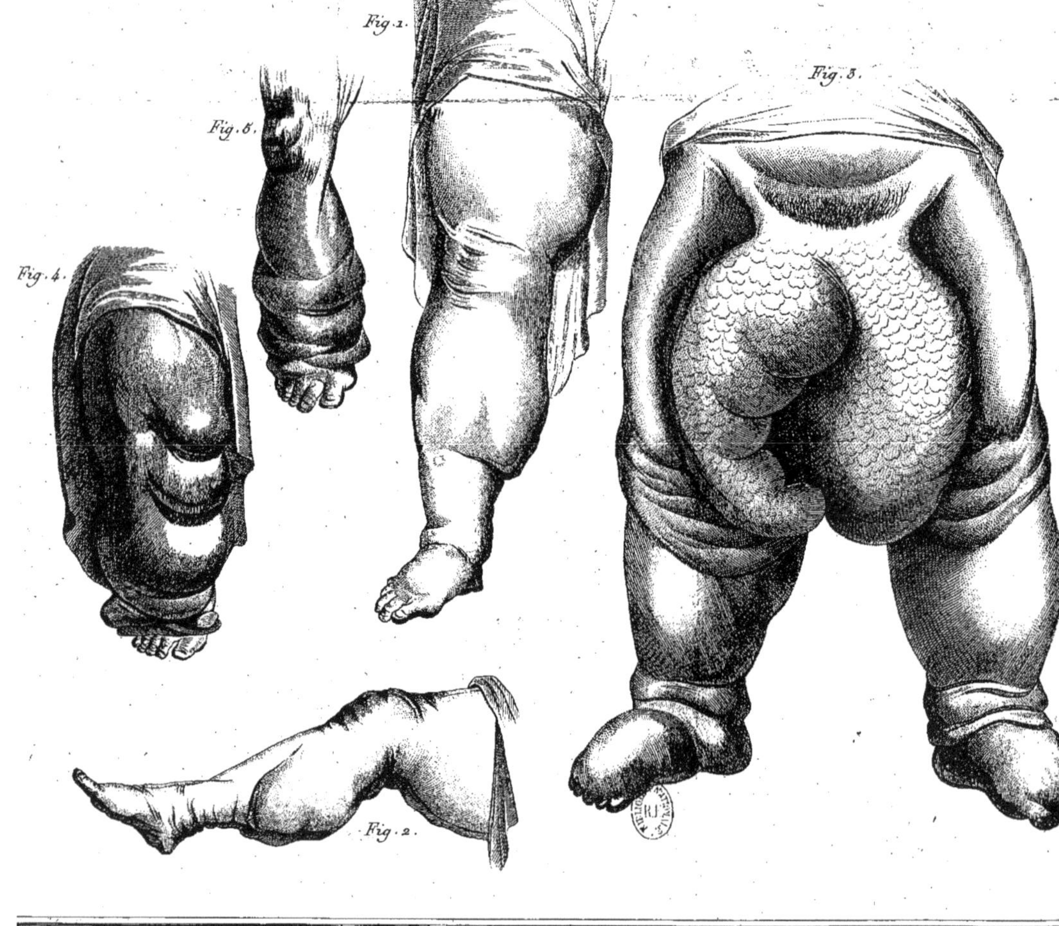

Fig. 1.
Fig. 3.
Fig. 5.
Fig. 4.
Fig. 2.

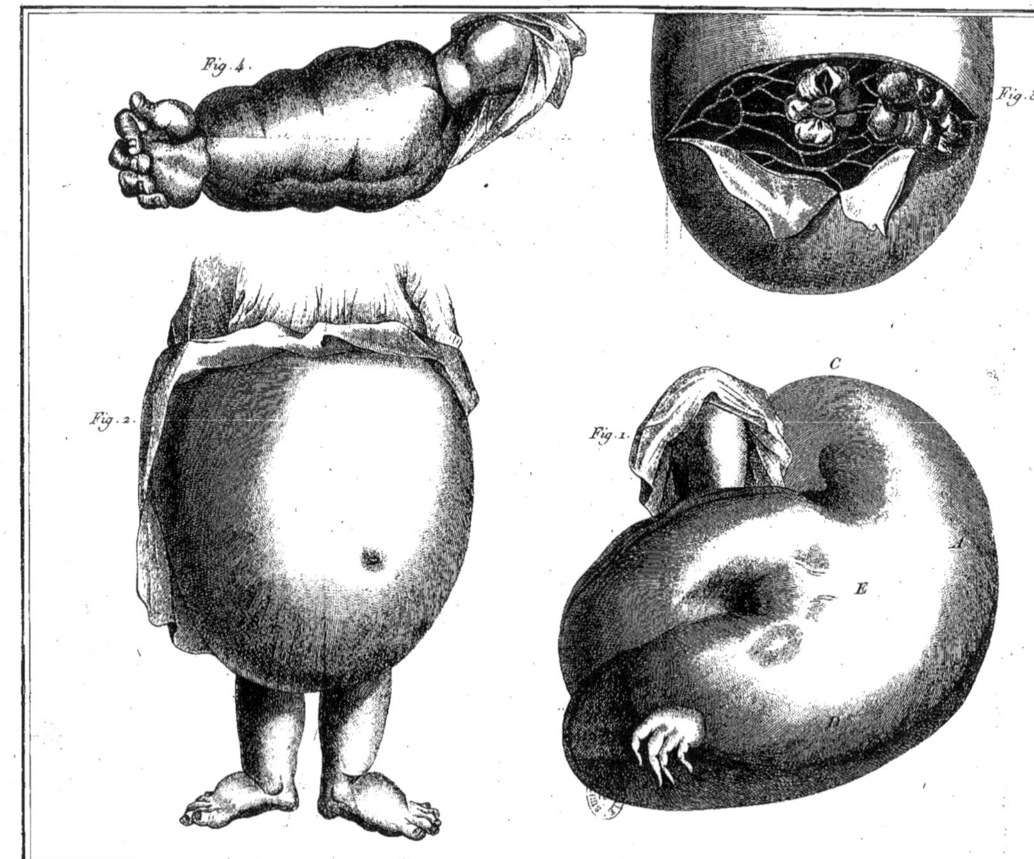
Fig. 4.
Fig. 3.
Fig. 2.
Fig. 1.
C
A
E
D

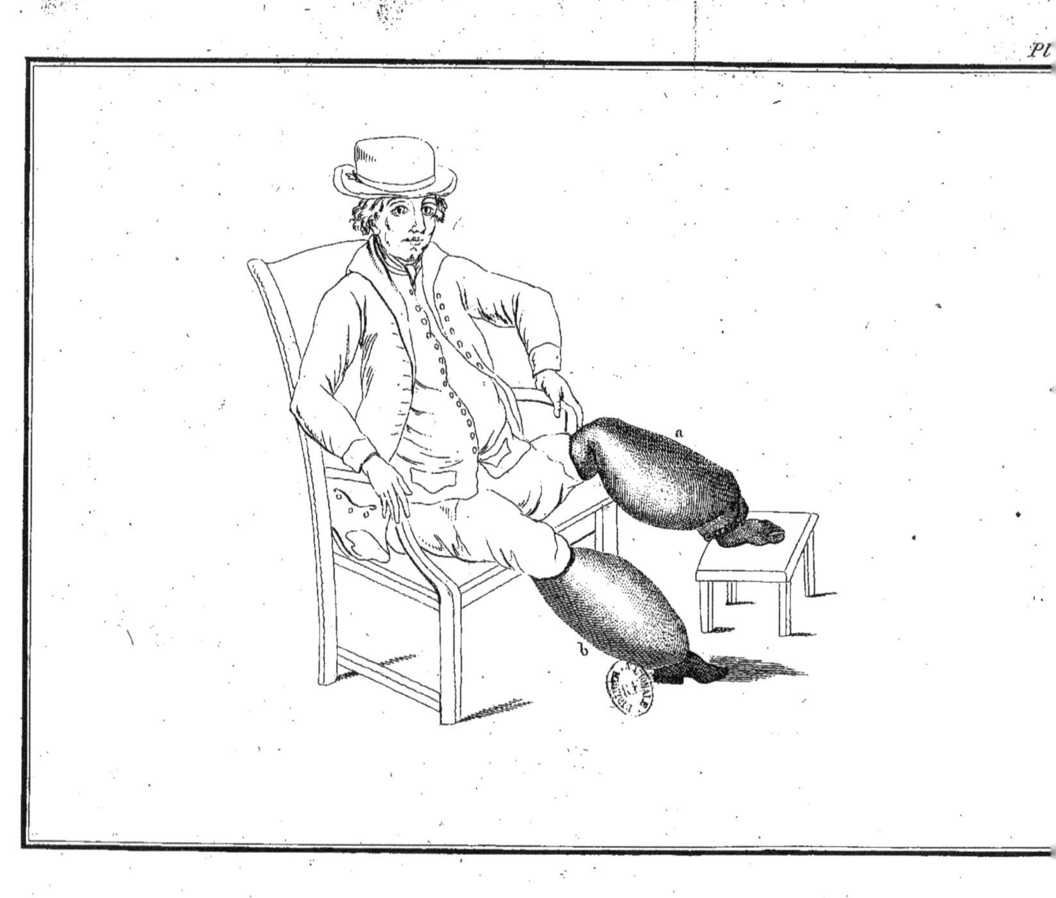

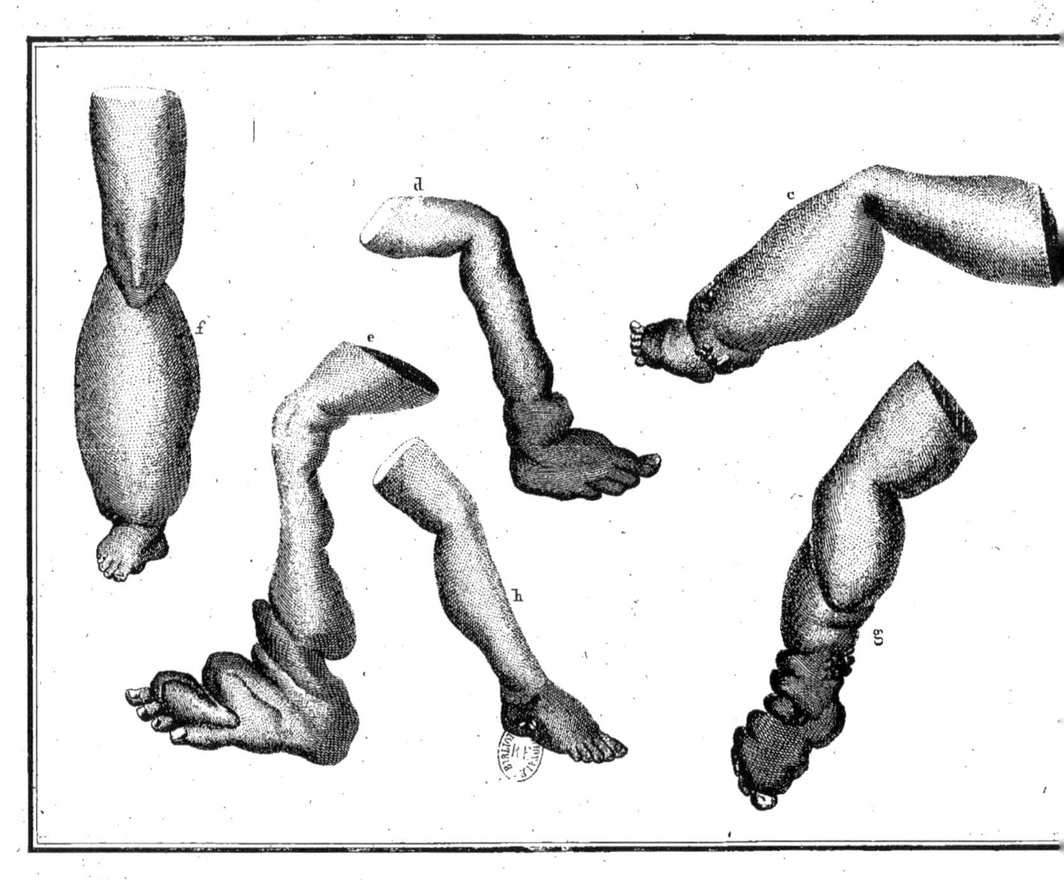

d
c
f
e
h
g

www.ingramcontent.com/pod-product-compliance
Ingram Content Group UK Ltd.
Pitfield, Milton Keynes, MK11 3LW, UK
UKHW010909160726
13695UKWH00007B/113